U0382497

资助项目及编号：

·山西省软科学研究项目"基于多中心理论的大型公立医院治理研究"（2015041036-3）

·山西医科大学博士启动基金资助项目"新医改背景下公立医院利益相关者协同共治研究"（03201414）

大型公立医院
多元共治之道探究

李建涛　著

RESEARCH ON THE
WAY OF MULTI-GOVERNANCE
IN LARGE PUBLIC HOSPITALS

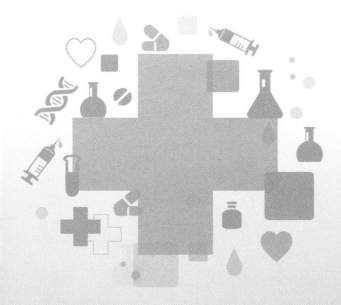

中国社会科学出版社

图书在版编目(CIP)数据

大型公立医院多元共治之道探究/李建涛著.—北京：中国社会科学出版社，2019.5
ISBN 978 - 7 - 5203 - 4409 - 8

Ⅰ.①大…　Ⅱ.①李…　Ⅲ.①医院—管理—研究—中国
Ⅳ.①R197.32

中国版本图书馆 CIP 数据核字(2019)第 088712 号

出 版 人	赵剑英	
责任编辑	刘　艳	
责任校对	陈　晨	
责任印制	戴　宽	

出　　版	中国社会科学出版社	
社　　址	北京鼓楼西大街甲 158 号	
邮　　编	100720	
网　　址	http://www.csspw.cn	
发 行 部	010 - 84083685	
门 市 部	010 - 84029450	
经　　销	新华书店及其他书店	

印　　刷	北京明恒达印务有限公司	
装　　订	廊坊市广阳区广增装订厂	
版　　次	2019 年 5 月第 1 版	
印　　次	2019 年 5 月第 1 次印刷	

开　　本	710×1000　1/16	
印　　张	14.25	
插　　页	2	
字　　数	206 千字	
定　　价	59.00 元	

凡购买中国社会科学出版社图书,如有质量问题请与本社营销中心联系调换
电话:010 - 84083683

目 录

前 言
·+·+·+·+·

  保障公民健康是国家义务、执政党纲领和政府责任，也是国家合理存在的诸多前提条件之一。有鉴于此，从 20 世纪开始，世界各国纷纷以建立公立医院的方式，承担为国民提供公共卫生服务和基本医疗服务的国家职责。后续又针对疾病轻重缓急及治疗难易程度，以不同级别、不同类型的公立医院承担不同疾病诊疗的方式，提高了疾病诊治针对性和服务效率。虽然经济发展、社会形态、文化价值等国情不同，各国的公立医院数量规模、类型结构、服务能力、所占比例存在差异，但公立医院仍在世界范围内，为数以亿计人口，特别是低收入人群的健康水平改善，做出了极大贡献，取得了巨大成就。尤其是数量虽然不多但居于医疗卫生体系顶端的城市大型公立医院，承担着区域高水平诊疗技术实施、高端医学科研和高级医学人才培养等社会功能，由其面向社会公众所提供医疗服务的质量水平和服务效能，对于一定区域的医疗卫生工作影响通常也会具有与其体量规模相对应的决定性作用。然而，与其他由政府提供的大规模公共产品或服务时遇到的问题类似，受投入要素多、产出衡量标准多影响的大型公立医院面临着更为显著的效率低下、腐败欺骗、服务对象满意度低等社会指责。特别是在我国社会主要矛盾已经转化为人民日益增长的美好生活需要和不平衡不充分的发展之间的矛盾之后，社会公众对医疗卫生保健系统期望值不断提高，大型公立医院治理面临两难选择更加突出。一方面，如果依照明晰产权的思路，单纯通过大型公立医院私有化，政府退出后利用市场杠杆改善服务效率，难免就像"在倒洗澡水的时候，把孩子也一同倒掉"，必然会违背政府负有为社会公众提供卫生服务责任而出现政治错误；另一方面，选择不面对现实问题，沿着传统计划经济保守路线，不作任何改动地继续由政府在大型公立医院管理上"大包大揽"，则更像苏联政治寓言中"勃列日涅夫要求民众放下窗帘，一起晃动身体，想象列车在向前奔驰"的掩耳盗铃一样，而且也似乎不符合世界日趋全球化、资讯日益即时化的时代潮流。某种程度上说，公立医院改革是新医改的核心和关键，大型公立医院又是公立医院改革的难点和重点。如何在继续承担政府卫生政策目标重要载体任务的同时，解决大型公立医院乃至整个公立医院服务体系面临的诸多的问题，实现对大型公立医院的善治，已经成为公认的世界性公共管理重要课题。

全书前后十个章节，除第一章介绍研究背景、概念界定、研究方法意义等研究框架，以及第二章溯源理论基础之外，利用第三章到第九章的篇幅，主要分别从大型公立医院医疗服务特点类型分析出发，在对新医改以前我国大型公立医院治理领域存在主要问题进行梳理的基础上，比较分析当代世界不同保健模式代表国家的大型公立医院治理，以及我国公立医院改革发展历史演进过程，针对"政府全能"或"市场至上"的一元治理失效，借鉴经济学新制度学派的"多中心治理"思想，将"治理概念"延展至以大型公立医院为核心，囊括患者、医务人员、医院管理者、政府、医保机构及其他利益团体在内的整个利益交换系统上，拟通过构建既符合我国国情，又能实现利益相关各方共赢的大型公立医院治理模式，为促进我国大型公立医院持续健康发展、更好履行社会职能提供决策依据和理论支持。

在本书成文和写作过程中，太多的前辈师长、同辈朋友给予了无私的帮助：导师郑建中教授，与我亦师亦友的陈立平书记、段文美院长，遇到困难总是第一个伸出援手的同门李莉师姐，教研室李菲、张培芳、元瑾、王宇潇等同事。我的研究生张鑫苗、王思琦也在不同阶段付出了很多辛劳。特别要向省卫生计生委郭跃铭副主任、原效国处长等领导在研究过程中提供的无可替代的支持致以诚挚谢意！另外，感谢父母、妻子、兄弟姐妹等所有的亲人，还有一见面就让我忘记一切忧愁烦恼的宝贝女儿萱萱！人生路上能遇到你们，是我一辈子的幸运！我将永远铭记于心。

　　由于理论功底和实践经验均十分有限，书稿中必然会有不少疏漏和错误。但我总认为，即使是挂一漏万，也要树一个坐而论道的"靶子"。

　　欢迎同道和读者批评指正！

李建涛

2018 年 10 月

第一章

┈╋┈╋┈╋┈╋┈

大型公立医院治理研究背景框架

医疗卫生事业在我国是由政府实行一定福利政策的社会公益事业，其中政府举办的 1.3 万余家公立医院正是为了满足人民群众这种看病就医需求而专门设立的。改革开放以来，随着社会经济的快速发展和人民群众生活水平的不断提高，过去潜藏在人们内心深处对高质量生活状态的渴望逐渐被激发出来，包括城市大型公立医院在内的各级各类医疗服务机构都获得了蓬勃发展，不管是卫生机构数量、卫生技术人员数量，还是医院诊疗人次、入院人数，相比改革开放之初的 1980 年都翻了一番还多。可面对公立医院发展近 40 年来取得的如此大的成就，为何 20 世纪 70 年代末还被世界卫生组织（WHO）誉为"发展中国家卫生体制典范"的我国，在 21 世纪初世界卫生组织对 191 个成员国的卫生总体绩效评估排序中仅列 144 位[①]？在社会普遍反映"看病难，看病贵"（如在各种全国性社会调查中始终居于主要社会问题的前列）的同时，关于 21 世纪头个十年的医疗体制改革失败的判断不绝于耳（如北京大学中国经济研究中心医改课题组有关报告）的原因又在哪里？

第一节　大型公立医院善治事关医改成败

回顾近年来涌现出来的医疗、医药、医保种种"三医问题"，不

---

① 胡善联：《评价卫生系统绩效的新框架——介绍 2000 年世界卫生报告》，《卫生经济研究》2000 年第 7 期。

难发现伴随全党全国工作重点逐渐转移至经济建设，以"放权"为核心的公立医院体制改革是在缺乏一个顶层整体战略设计的情况下，用"摸着石头过河"的方式被动地适应着整个国民经济体制的转轨。具体来说，以公立医院为主的医疗服务体系受到国有企业改制路径的影响，政府投入比重逐年下降，公立医院支出只能主要靠自身组织医疗服务获得，这就引发了不同医疗机构之间的竞争，出现了大型医院发展畸快（在国外非常少见的几千张病床的超大型医院屡屡出现），患者却仍一诊难求，中小型医院门可罗雀、入不敷出，却闲置了大量人力物力卫生资源。而基层卫生机构不断萎缩，进一步加剧了整个社会卫生资源体系分布、配置、使用上的不合理；在医药市场流通上，公立医院的药品、设备、耗材、水电煤等交易对象越来越市场化，"买入"原材料价格几乎完全由市场供需决定而逐年快速上升，但"卖出"医疗服务价格却仍主要实行政府价格管制而近二十年维持不变，计划与市场的两向挤压使公立医院运营几乎没有"辗转腾挪"的余地①；在医疗保险补偿上，由于社会公民医疗保险保障制度的不完善、缺乏明确有效的立法和政策来规范医疗卫生服务提供过程等原因，又在某种程度上引发了药品和医疗器械生产流通秩序的混乱，进而诱发了医疗服务从业人员的"道德危机"……

对现代社会而言，提供医疗卫生服务，保障国民健康权益，既是政府必须负担的社会职能，也是公民对生而具有的包括健康权、发展权等人权的具体要求。因此，世界各国都在不遗余力地通过对本国医疗卫生系统的不断改革完善，满足着本国人民群众的医疗卫生需求。虽然各国因意识形态、社会制度、经济水平、发展程度的差异，医疗卫生系统运行方式会有所不同，但系统构成上却都包括了服务体系、筹资体系、监管体系、资源供应体系等几个重要部分。2009年我国新一轮医疗体制改革以来，医疗保障、公共卫生、药品供应等领域的建设都得到了有力推进。但作为连接政府、医保机构、药械供应体

① 罗力：《中国公立医院改革——关注运行机制和制度环境》，复旦大学出版社2010年版，第35页。

系、社区医疗卫生组织和普罗大众的枢纽，作为我国医疗卫生体系的主体和核心，公立医院改革总体上却相对滞后。考虑到大型公立医院改革涉及的利益调整过于复杂庞大，五部委联合发布的《关于公立医院改革试点的指导意见》（以下简称指导意见）明确提出了公立医院改革路径，但仍把第一步的重点放在了利益结构相对简单也易于见效的县级公立医院改革上。时至今日，新一轮医改也进行了近十年，按照深化医药卫生体制改革领导小组的判断，深化医改总体上已经由打好基础转向提升质量、由形成框架转向制度建设、由单项突破转向系统集成和综合推进，在巩固完善前 4 批试点城市公立医院综合改革的基础上，2017 年城市公立医院综合改革在全国全面铺开，并已进入了经验总结和模式推广阶段。但就影响范围广、触动利益深、改革难度大、居于医疗服务层次划分顶端的城市大型公立医院而言，下一步的改革任重而道远。

政府以利用公共财政举办大型公立医院的方式，为社会公民提供疑难病症诊治服务已成为世界主流①，一般主要基于以下两点考虑：一是交易成本较低。一方面，现代医学迅速发展，疑难病症治疗方法手段日益复杂，单纯依靠市场提供服务，私营医疗机构很有可能因发病率相对较低缺乏比照，出现价格歧视之下的高额收费，引发医疗服务公平可及性的人为灾难，而举办大型公立医院可以利用疾病治疗针对性的提高，有效控制个体层面的医疗费用；另一方面，同时隶属于政府之下由一定数量的公立医院组成的医疗网络，通过不同医院的定位（或级别）差异细化分工，相互之间分工协作关系强于竞争关系，互联互通带来的规模效益和范围效益更加明显，治疗信息的及时传递同享也更有助于确保治疗的连续性和整体性，实现社会整体医疗费用的宏观效率较为容易。二是解决有效供给不足。基层医疗机构无力承担，但大型医院有足够资源投入的，类似医学人才的培养、临床科研的探索、医疗救助和医疗应急等对医学传承发展和社会责任履行有着

① Alexander S. Preker, April Harding, *Innovations in Health Service Delivery*, Washington D. C. : The World Bank, 2003, p. 112.

非常重要意义的任务，单纯靠市场方式自发提供，往往会因即期投入高，收益回收周期长、风险大，收益者范围难以清晰界定等原因，会发生有效供给不足，而政府举办大型公立医院则可以有效弥补这种外部性带来的空白。

我国现有大型公立医院或脱胎于新中国成立后部队野战医院转制，旧政府、慈善机构（教会）所办医疗机构的接收，或成长于社会主义经济建设中。在 1989 年等级医院评审之前，大型公立医院主要指那些位于中心城市、规模较大、技术较高、直接隶属卫生部或省管理的医院；在这里主要是指那些按照等级医院评审标准符合三级医院条件，位于我国医疗服务体系顶端的公立医院。虽然，这部分医院在全国的整个医院系统所占数量比例不高（只有 7%），但由于绝大部分高级医学人才、80% 左右的精尖技术设备都集中于此①，是绝大部分疑难杂症患者最终诊疗希望之所在，所以国家医疗卫生改革的大多数政策都会在大型公立医院有所体现，"为群众提供安全、有效、方便、价廉的医疗卫生服务"总体目标的实现也离不开大型公立医院的良好运行。因此，大型公立医院改革成效如何，在某种程度上就成了事关整个公立医院改革乃至新一轮医改成败的关键。

第二节　大型公立医院治理内涵外延界定

一　何谓大型公立医院

世界各国几乎都有大型公立医院这一组织形式存在②，但至今却没有一个明确的统一定义。主要原因是其概念界定上存在两个困难：一是何谓"公立医院"，二是何谓"大型"。

公立医院从词源上说，包括"公立"和"医院"两个部分。其中，按照《新华字典》中的解释，"公立"是指由政府设立和维持，

---

① 穆得超等：《天津市大型公立医院发展研究》，《中国卫生事业管理》2010 年第 12 期。
② 丁纯：《世界主要医疗保障制度模式绩效比较》，复旦大学出版社 2009 年版，第 28 页。

而"医院"作为接受社会各界监督、提供医疗护理服务、以救死扶伤为主要目的的医疗机构，不管是针对疾病种类不同的综合或专科，也不论是基于产权差异的公立与私营，抑或根据运营盈余分配变化的营利与非营利，通常只要具备一定数量的病床设施、合格的医务人员和必要的医疗设备，并主要通过医、护、药、技等医务人员的集体协作，为住院或门诊病人提供医疗护理服务的，都可以被称为"医院"。而目前世界上，虽然对于公立医院没有一个统一而明确的定义，但相关研究主要从两个方面对公立医院进行界定：产权结构组成和发挥的社会功能①。公立医院的终极财产所有权无一例外都归属于国家，但资源投入方式或财政拨款占比上会存在差异，既可以是从投资兴办到日常运营全部由国家公共财政投入（如英国为代表的国家保健服务模式），也可以是初始投资及固定资本由财政补充，日常运营靠所提供医疗服务的合理收费补偿，共同的基本特征却都是管理上政府进行不同程度的干预，以保证公立医院的行为体现国家意志；从社会功能上看，既然公立医院是政府在医疗卫生领域对公民实行一定福利政策的载体，只要它在提供基本医疗服务，保障医疗服务公平可及性，完成临床科研、教学、应急政策性要求等方面履行社会职能，由医患之外的第三方为服务行为付费，则可以不管是谁投资兴办（政府或其他社会组织）、管理体制如何。

维基百科中公立医院与政府医院（Government Hospital）被放在一起，认为是产权为政府所有，其提供免费医疗服务的成本为政府基金所偿付。杜乐勋（2004）也认为公立医院主要特征就是政府办的医院，是政府预算单位。总体表现为，国家保证医院正常运营的资金，完全控制作为政府部门的医院的日常运营各个关键问题；医院医疗服务价格完全执行政府规定，保证完成政府要求的公共职能②。孙庆文等（2002）则从公立医院四个方面社会功能的角度对公立医院

① 石光等：《公立医院改革与社会功能关系的探讨》，《中国卫生资源》2003年第6期。
② 杜乐勋：《美国公立医院设置对我国公立医院产权制度改革的启示》，《中国医院管理》2004年第2期。

的内涵进行界定：一是提供公共产品或准公共产品；二是低价或免费承担社会贫困人口、无医疗保险者和低生活能力人群的基本医疗服务；三是保证卫生服务的公平可及性；四是开展医学科研和技术推广，推动医疗技术进步①。

基于文化传统和价值观差异，因对公立医院解决医疗领域市场失灵问题的能力有不同认识，各个国家和各类体制下公立医院在整个医疗卫生服务体系中所发挥的作用和扮演的角色也各有不同。比如，与加拿大所有医院的资金来源都由 Medicare 覆盖、英国只有不到8%的人口在使用私营医疗服务的情况相反，美国公立医院只占到医院总数的六分之一，主要针对贫困的非保险人群服务，且经常为医学院校附属医院②。中国公立医院产生于新中国成立后部队野战医院转制和旧政府、慈善机构（教会）所办医疗机构的接收，到"文革"结束前由于计划经济的时代特点更几乎达到"一统天下"的程度。但好的出发点不一定必然导致好的结果。过去半个多世纪，无论是资本主义国家还是社会主义国家，都曾尝试过"政府统包统配卫生资源，不计成本地提供公共服务"，但公立医院在医疗服务产品供给上，却无一例外地被数量不足、质量不高、效率偏低等问题所困扰。中国经济体制改革近四十年来，非公有制经济发展迅猛，民营医院也不例外。到2016年年底，民营医院在数量上已发展到16432个，占全国医院总数的56.4%。但普遍规模较小、服务能力较弱，相比于公立医院开放床位平均350张、年诊疗28.5亿人次，民营医院开放床位平均仅为75张，年诊疗4.2亿人次也仅占全国32.7亿总诊疗人次的12.8%。

对于"大型"而言，则不能以组织规模或提供服务数量做简单衡量，而要兼顾医院的功能任务、设施条件、技术建设、医疗质量和科学管理的综合水平。环顾世界各国的大型医院，鲜有定位于只依靠相对简单医疗技术提供初级医疗服务而单纯规模宏大的。从经济学角

---

① 孙庆文等：《国有医疗机构的产权特征、存在问题与改革》，《中国卫生资源》2002年第1期。

② Burgess J. F., Wilson P. W., "Hospital Ownership and Technical Effieieney," *Management Science*, Vol. 42, No. 1, 1996.

度看，这主要是因为单纯病床数量增多的规模效应所带来固定成本分摊，不足以弥补管理难度加大的变动成本上升。因此，世界各国的大型医院都主要从医疗资源配置和卫生规划出发，定位于相对低发的疑难病症诊疗和政策性职能完成。在未来可以预见时间里，大型公立医院仍将占据中国医疗服务体系顶端，持续对基层医疗机构和社区医院发挥指导作用。因此，其能否在解决"市场失灵"的同时，为社会提供效率更高、更加公平的医疗服务，是关系我国医疗体制改革能否顺利实现预期目标的难点和关键。

综上所述，本书中将大型公立医院主要界定于我国医院等级评审中的三级公立医院。这一类型医院有以下几个特点：一是数量相对较少，2016 年年底全国只有 2232 家（占医院总数的 7.6%）；二是担负医疗任务较重，诊疗和入院人次分别达到 16.3 亿人次、7686 万人次（占医院总数的 49.8%、43.8%）；三是医疗资源相对丰富，拥有床位和卫生技术人员分别达到 221.4 万张、244.6 万人（占医院 568.9 万张总床位和卫生技术人员 541.5 万总人数的 38.9%、45.2%）；四是不以营利为目的，业务收支基本相抵，不实行完全成本核算，对自身财务状况不负最终责任，其最终财务风险由国家承担。

二 何谓治理

20 世纪 90 年代以来，治理（Governance）开始被广泛应用于公共事务领域相关管理和经济活动之中，联合国全球治理委员会将其定义为是个人和制度、公共和私营部门管理其共同事务的各种方法的总和，既包括正式的制度安排也包括非正式安排，是一个持续的过程，在其中冲突或多元利益能够相互调适并能采取合作行动[①]。

就大型公立医院的治理而言，涉及以下三个层次：第一层次是宏观治理，即医院运行的宏观外部制度环境；第二层次是中观治理，即医院组织自身的权力架构及制衡；第三层次是微观治理，即医院日常运营的内部管理。其中，微观治理涵盖范围最小，其目的主要是通过

---

① 王诗宗：《治理理论及其中国适用性》，浙江大学出版社 2009 年版，第 18 页。

一系列制度安排提高单个组织的绩效，与普通意义上的"管理"概念等同，不在本研究的重点范围之内。而现在理论界讨论较多的"法人治理"则主要研究的是中观治理范畴，期望借鉴公司治理的相关理论和实践经验，通过公立医院独立法人地位的落实，决策、执行、监督"三会"权利责任的厘清等具体措施，使之对公立医院的运行产生有效的激励和约束。

公立医院的改革实质上是政府对公立医院管理方式的改变。不随着社会结构和经济发展方式转变对政府职能进行调整，公立医院治理改革需要的外部环境配套改革不能协调推进，医院内部治理结构完善带来的效果将会在很大程度上受到抵消。因此，本研究的讨论重点不仅包括大型公立医院的中观治理，还将涵盖部分宏观治理的内容。

三　何谓多元共治

"多中心秩序"是以2009年诺贝尔经济学奖得主埃莉诺·奥斯特罗姆（Elinor Ostrom）为代表的制度分析学派提出的概念，是针对新公共管理"市场"权威逻辑的反动，表明了一种新的理念和制度安排①。其核心思想是针对公共物品和公共资源的治理，并非只有政府途径或市场途径的简单"二选一"。强调在一定的规则约束下，包括中央政府、各级地方政府、各种政府派生实体、各种非政府组织、各种私人机构及公民个人在内的众多决策中心，通过设计持续性的合作机制以及相互依赖协商的关系，构建公共事务的多元化互动管理网络，以多种形式共同行使主体性权力，这种主体多元、方式多样的公共事务管理体制就是多中心体制。

同样在大型公立医院治理领域，当社会公众（包括患者）、医务人员、医院管理者、政府行政部门、药械厂商、医保机构乃至其他医疗机构等各种主体，在以自我需求为目标追求自我利益时，就使得其有动力纷纷进入博弈，展开生产、使用和维护医疗服务的竞争。当通

① ［美］埃莉诺·奥斯特罗姆：《公共事物的治理之道——集体行动制度的演进》，余逊达等译，上海译文出版社2012年版，第35页。

过谈判、协商、制定合同可以达成一致行动策略时，参与各主体的利益最大化、需求多样化就有可能得到实现，从而满足社会发展和公民需求。但这一切又有赖于多中心的权力结构设计、多样化的治理结构安排和切实可行的民主参与制度构建，使所有参与主体不仅能够有效地表达其意愿，而且能够积极地参与到大型公立医院治理和绩效评价之中。

第三节　研究意义及达成路径方法

一　研究路径方法

在研究路径方法上，主要借助定性讨论和定量分析相互结合、理论探讨与实证研究相互印证的综合研究方法，分六步走。第一，利用文献荟萃分析，尽可能系统地查阅收集有关大型公立医院的文献资料，通过对其进行定性和半定量的专题研究，借助"卫生系统宏观模型"从治理角度对大型公立医院现存主要问题，进行分析归纳和系统确认；第二，利用类型比较分析，对不同保健模式下世界有关国家大型公立医院的功能定位、费用补偿、管理体制和服务效能等相关情况，进行分析、比较、归纳，探讨其治理结构的构成、治理机制作用的发挥以及治理模式产生的初始条件等内在共性规律；第三，利用利益相关者分析，对大型公立医院利益相关群体进行识别分类，并通过分类组织焦点群体访谈的方式，完成对大型公立医院各利益相关群体能够付出并用于利益交换的"交易资本"和"交易诉求"的汇总；第四，选择山西省某三级甲等公立医院为聚落核心，采取从与其发生联系的各利益相关群体中按照一定比例选取个体的方式，组织问卷调查完成数据收集；第五，利用因子分析、结构方程技术，针对有关数据进行探索性因素分析和验证性因素分析，通过相互交叉证实完成大型公立医院治理模型的构建；第六，借助在大型公立医院治理中发达国家的现实做法和我国公立医院改革实例，对所构建的基于多中心思想的大型公立医院治理模式进行案例实证分析。

在资料（数据）收集整理层面，主要采用了文献调查、群体访谈和问卷调查等具体方法。其中，文献调查是选取"大型公立医院""Public Hospital""治理""Governance""多中心理论"等关键词，对 CNKI、Medline 等数据库和通用搜索引擎进行搜索，重点收集以下三部分资料：一是过去十年我国有关大型公立医院（或三级医院）尽量多的文献资料；二是世界各国关于公立医院管理模式的有关文献；三是近年特别是医改以来以 16 个公立医院改革试点城市为主的公立医院改革文献。焦点群体访谈则主要针对医务人员、医院管理者、患者、卫生行政部门、医保机构、药械厂商、相关行业专业组织、其他类型医疗机构等利益相关群体，分别采用半结构化的方式在事先拟定好的主题范围之内，按照一定的步骤和沟通规则组织焦点群体访谈，完成对大型公立医院各利益相关群体能够付出并用于利益交换的"交易资本"（专用价值）和最希望保护的"交易诉求"（核心利益）的汇总。最后还选用问卷调查对山西省某三级甲等公立医院为聚落核心，采取了从与其发生联系的各利益相关群体中按照一定比例选取个体进行问卷调查的方式，要求填答者从所属利益相关群体的身份出发，对包括自身在内所有参与此环节的利益相关各方能够付出并用于利益交换的"交易资本"（专用价值）和最希望保护的"交易诉求"（核心利益）的重要程度进行评价。

在资料（数据）分析处理层面，主要采用了文献荟萃分析、历史演进分析、类型比较分析、利益相关者分析、探索性因素分析与验证性因素分析以及案例实证研究等具体方法。其中，文献荟萃分析是在"中国学术期刊全文数据库""中国生物医学文献数据库""万方医学网"三大数据库中，对 1998 年到 2009 年文献题名包含"大型医院""三级医院"关键词的全部期刊进行检索（现阶段我国大型医院以公立形式为主），尽可能系统地查阅收集包括报道、消息、内参、统计资料、专业文献、书籍、文件等在内的全部文献，通过对文献进行定性和半定量的专题研究，借助"卫生系统宏观模型"对大型公立医院（三级医院）现存主要问题，从治理的角度进行分析归纳进而完成该领域问题的系统确认。历史演进分析则主要围绕公立医院在我国从古至今的演进发展，特别是改革开放 40 年来不同社会背景变化之下，公立医院改革发展先后走过的自主化改革、市场化倾向、公益性回归和新时代统筹性改革四个阶段改革路径的评述与反思，借鉴前人处理改革问题的思路逻辑和处事原则，转化为未来公立医院改革智慧启发，达到以资治道的目的。类型比较分析是对世界不同保健模式下大型公立医院相关情况的比较研究，有代表性地选择英、德、美、加、新加坡以及与我国同属发展中国家的墨西哥、印度等国，按照统一的研究范式，深入探讨其治理结构的构成、治理机制作用的发挥以及治理模式产生的初始条件等问题，总结相关的发展规律，为构建既符合历史发展规律，又适应我国国情的大型公立医院多元参与治理模式提供借鉴。利益相关者分析则从"投资专用性"（或退出障碍）和"是否存在交易型合同"两个维度对大型公立医院利益相关者进行识别分类，为确定适合其参与治理的方式奠定基础。探索性因素分析与验证性因素分析是按照利益相关各方参与医院提供医疗服务各个环节的不同，运用因子分析方法对调查问卷所得数据进行结构探索，将为数众多的观测"变量"缩减为少数不可观测的"潜变量"，以期从构成具有潜在利益交换可能的交易契约角度，找到一些能为利益相关各方提供实现其核心需求的利益链接点。同时，针对探索性因素分析结果，运用结构方程的测量模型作多因子结构效度分析，交叉证实探索性因素分析所得到的相关结果。最后的案例实证研究是借助发达国家在大型公立医院治理中的现实做法和我国公立医院改革实例，分别按照就医诊治、医院运行、医疗付费、监督评价四个环节，对所构建的基于多中心思想的大型公立医院治理模式进行案例实证分析。

二　理论和现实意义

从研究实际意义角度看，改革开放 40 年来我国医疗卫生工作取得了如此大的成绩，医疗服务提供能力、质量与世界水平全面接轨，三大医保几乎覆盖全民，社会民众仍发出"看病难、看病贵"的感慨，其实主要针对的是在大型医院进行疑难病症诊疗的情况。其原因就在于公立医院管理体制机制没有跟随社会经济发展改革进程做出及时调整，在研究认识不成熟、缺乏顶层设计的情况下，未能建立一个适合中国国情的、有效的大型公立医院治理模式。本书以当前在公共管理和公共经济研究领域获得学界广泛认可的多中心治理理论作为研究指导思想，拟在国内问题确认、国际经验对比的基础上，以探寻患者、医务人员、医院管理者、卫生行政主管部门、医保机构、药械生产供应组织、医疗行业专业组织以及其他类型医疗机构等利益相关者利益交换链接点的方式，探索一条能有效减少以往单中心治理失效问题的、适合我国国情的大型公立医院治理之道，为相关决策部门制定具体大型公立医院改革措施提供政策建议和有益参考。

从研究理论意义角度看，面对不同类型的医疗服务，利益相关各方参与治理的意愿和愿意投入的资源会存在较大差异。以常见病、多发病诊疗为主的中小型医院，因其自身可调动资源和规模体量问题，很难负担多中心治理"职能重复、交叠管辖"所带来的成本增加，而其提供服务因相对简单且具有较强的可替代性，也使利益相关各方因参与治理的成本收益比较低，缺乏积极主动介入的动力，因此采取完全的市场或完全的计划治理模式，可能具有更高的性价比。但与之相对，定位于疑难病症诊治的大型公立医院，在一定地理区域之内具有垄断市场地位，重要性强、替代性差、利益结构复杂的特点使众多利益相关方，面对相对繁复的治理模式所带来的较高治理成本和较合理的利益分配取舍平衡之间，愿意投入更多资源参与就医诊治、医院运行、医疗付费、监督评价等环节的治理，并通过利益认同、利益协调、利益交换的方式去达成最终的共赢。因此，从某种角度上说，本研究也期待能通过对大型公立医院治理问题的研究，在一定程度上使多中心治理理论的研究内容更加丰富。

第二章

·+·+·+·+·

大型公立医院多元共治理论基础

从治理角度对医院这种特殊组织进行研究，是从 20 世纪 80 年代中后期逐步开始活跃并不断深入起来的。由于相关理论大多衍生于公司治理，因此提到医院治理的概念就常会将"三会四权"为核心组织内部法人治理误认为是研究的全部。实际上，受所属行业的公益性特性和国有产权属性的影响，大型公立医院在组织性质上虽与营利性的国有企业、非营利性的社会组织有相同或近似的地方，具有共同的社会学、经济学理论基础，但必须将医疗服务产业特殊性纳入理论研究考虑之内。

第一节　主要理论基础

一　公共产品理论

按照萨缪尔森（Paul A. Samuelson）在《公共支出的纯理论》中的定义，公共产品是指每个人对它的消费不会减少其他人对该物品或劳务的消费量的物品或劳务。根据这一定义，公共产品或劳务与私人产品或劳务之间存在显著不同的三个特征：效用的不可分割性、消费的非竞争性和受益的非排他性。依据这个标准，社会产品或劳务则可以划分为纯公共产品、私人物品和介于前二者之间准公共产品三类。其中，纯公共产品由于具有极强的正外部效应，往往会因"搭便车"的存在，单纯靠市场机制调节而出现有效供给不足，需要政府来出面提供公共产品或劳务；准公共物品则因有限的非竞争性或有限的非排他性，分为消费上存在竞争却不能有效排他的公共池塘资源（Common-Pool Resources，CPRs）[①]，以及具有明显的排他性，但由于"拥挤点"的存在，必须通过付费才能消费的俱乐部物品（Club Goods，CGs）。

医疗保健服务虽然整体上可以提高人民群众健康水平和生活质量，有利于社会生产的发展和社会的安定与进步，但其繁多的种类则会因性质与属性的不同，不能一概划为公共产品。特别是大型公立医院所承担社会功能中，完成临床科研、教学、应急政策性要求等属于公共产品，但所提供的疑难病症诊治一般都具有严格的成本—收益一致性和竞争性。尤其是在我国医保统筹层次不断提高、异地就医报销政策日益完善的今天，与过去受医保报销政策所限大型公立医院受益范围局限于一定地域的居民不同，大型公立医院提供的医疗服务已经成为面向全体国民的准公共产品或服务，其较强竞争性、较弱排他性非常具有公共池塘资源的典型特征。

由于不是同时具有竞争性和排他性，也不属于完全意义上的公共产品，传统的国家保健体制由政府直接负责全部医疗保健服务的提供生产，会使政府承担过多的对经济活动的规制、干预和生产功能。当扩张性财政政策带来的经济繁荣过去之后，由于制度安排的效用递减和传统官僚体制内在弊病，极易出现财政负担过重、回应公众多元化需求反应速度慢等诸多问题。因此。对于大型公立医院所提供的准公共产品，在理论上应采取政府和市场共同分担的原则，即大型公立医院治理积极引入市场竞争机制。

二　产权理论

按照科斯（Ronald Coase）在《论社会成本问题》中表述的意思，如果市场机制的运行是无成本的，那么市场机制会自动使资源配置达到最优；但正是由于交易成本的存在，不同的产权界定将会导致

---

① 公共池塘资源是一种人们共同使用整个资源系统但分别享用资源单位的公共资源，占用公共池塘资源实际过程可以由多个占用者同时或依次进行，但资源单位却不能共同使用或占用，这是其与纯公共产品的最大区别。

不同的资源配置效率。该理论的核心在于，产权的经济功能主要在于通过克服外在性，降低社会成本，从制度上保证资源配置的有效性。产权既不是一般的有形物质实体，也不简单是指人对物的拥有关系，而是指由物的存在及关于它们的使用所引起的人们之间相互认可的行为关系。

产权界定明确了人相应于物的行为规范，是降低交易成本的基础。但需要注意的是，产权明确与私有化、股份化等产权变化在概念上并不等同。产权变化特别是私有化，并不会天然地改善社会资源的配置效率，而市场竞争才是治理机制起作用、效益改善的根本保证条件。英、法等国的国有企业改革实例证明，产权变化并不一定能带来效益提高，市场竞争充分或是加强垄断对效益改善程度影响更大。

我国公立医院改革受到国有企业改制的影响，曾一度产生了以产权变换替代了产权明确的思潮，期望直接通过私有化、股份化解决公立医院出资人管理"缺位"问题，这就完全违背了国家设立公立医院的初衷。世界其他国家在公立医院产权明确和强化竞争方面的经验做法，如管办分离、医联体构建等就很值得我国大型公立医院改革参考借鉴。

三　委托代理理论

作为制度经济学的重要内容之一，委托代理理论主要研究的是如何设计出一个刺激结构（契约）来诱导代理人为委托人的利益行动，理论基础建立于非对称信息博弈论之上。代理人与委托人之间所具有的委托代理关系，产生于生产力发展和规模化生产所导致的"专业化"：在权利所有者由于知识、能力和精力的原因不能行使所有的权利的同时，一大批具有专业知识的代理人却有精力、有能力代理行使好被委托的权利。因此该理论具有以下基本特征：一是委托人与代理人之间存在着明显的信息不对称，即委托人对代理人的行动细节不了解或保持着"理性的无知"；二是由于"理性经济人"的本质属性，代理人从自身的利益出发，可能采取某些机会主义或利己主义的行为，从而达到个人效益最大化，并降低自身承担的风险；三是委托人预期效用的实现有赖于代理人的行动；四是委托代理关系建立在双方签订的合同契约之上。

就公立医院而言，其运行体系中存在着多层的委托代理关系，政府与医院管理者、医院与医生、医生与患者甚至社会公众与政府之间委托代理链条长且复杂。政府希望以最少的投入解决最多医疗卫生问题的同时，医院管理者与医生作为理性经济人也都在追求着自身利益的最优化。围绕这些关系而进行的激励、监督、决策机制设计，约束监督越容易，委托代理利益越一致，代理成本就越低，治理效率就越高；相反，则代理成本越高，治理效率越低。所以，委托代理契约设计可以说是大型公立医院治理成效的关键要素。

四　利益相关者理论

与出资者单方享有所有权的观点不同，利益相关者理论（Stakeholder Theory）是 20 世纪 60 年代左右在英、美等认同分权制衡理念、长期奉行外部控制型治理的国家逐步发展起来的。从弗里曼（R. Edward Freeman）在《战略管理：利益相关者管理的分析方法》中明确提出之初，利益相关者管理理论就认为任何一个组织的发展都离不开各利益相关者的投入或参与，组织追求的应是利益相关者的整体利益，而不仅仅是某些主体的利益。按照克拉克森（Clarkson，M）从专用性投资角度给出的定义，利益相关者是指那些在企业的生产活动中进行了实物、人力、财务或其他有价值的专用性投资，并承担一定风险的个体和群体，其活动能够影响或者改变企业的目标，或者受到企业实现其目标过程的影响。该理论认为治理的目标应该是努力满足多方利益相关者的不同要求，从治理结构到治理机制都应该是各利益相关者合力参与，具体组织管理权限分配结果取决于要素所有者投入资产专用性、稀缺程度、贡献大小、风险偏好、相对谈判实力等因素。

随着市场经济体系不断完善和社会结构的逐步转型，大型公立医院逐步演变为各利益相关群体缔结各种契约的连接体已经成为不争的事实。考虑到利益相关者群体多样性和需求差异性的影响，在满足个人理性和激励相容约束的条件下，构建一个多赢的制度安排，正反映了该理论所秉持的"各利益群体通过各种途径全面参与协同治理"的理念，既有利于大型公立医院内外部制衡的实现，又有利于医院长远绩效的提高。

五　政府管制理论

政府管制理论又被称为管制经济学，是指政府为达到一定的目的，凭借其法定的权利对社会经济主体的经济活动所施加的某种限制和约束，其宗旨是为市场运行及企业行为建立相应的规则，以弥补市场失灵，确保微观经济的有序运行，实现社会福利的最大化。由于管制所依靠的基本资源是政府强制力，因此管制方式上主要可以分为经济性管制和社会性管制两大类。其中，经济性管制主要通过控制价格、市场进入和退出条件、特殊行业服务标准等，对具备一定特征的行业进行纵向性管制；社会性管制则通过进行准入、标准以及信息披露方面的管制，解决市场交易双方产生却由第三方或社会全体支付成本的问题。该理论认为政府管制是基于市场经济体制下的固有缺陷"市场失灵"和"负外部性"的一种纠偏行为，目的是实现社会整体福利的有效配置状态。

医疗卫生服务行业历来是各国政府管制力度最大的领域之一，而大型公立医院由于自然垄断和信息不对称现象的尤其严重，即使通过法人治理完善实现了管办分开和医院内部效率的保证，从社会管理的角度进行政府外部管制，不断提高政府间接管理能力仍是大型公立医院治理模式构建不可或缺的。

第二节　核心思想渊源

治理一词来源于古希腊动词 κυβερναω，意为控制、引导或操纵，最早见于柏拉图（Plato）在某些隐喻中的使用。法国学者让·皮埃尔·戈丹（Jean-Pierre Gaudin）认为治理（法文：Gouvernance）

这个词从 13 世纪起在法语世界就阶段流行过，主要用于讨论王权和议会之间的权力平衡①。但大多时候，治理是与"统治"（Government）交叉使用于指代国家对社会公共事务的管理或政治活动之中。

一　治理理论兴起

20 世纪后半叶，在国际上伴随社会、经济等各方面的重大转型，长期作为社会科学首要分析单位的"国家"概念地位被动摇。由于全球化为特征的经济发展、人们需求的进一步复杂化、信息技术的发达以及社会前所未有的多样性等因素对世界的影响，使社会科学原有研究范式在对现实世界的解释面前，越来越不具备足够的解释和描述能力②。在处理公共事务理念面前，过去政府与市场进行选择的简单二分法，逐渐为政府、市场、社会等的交叉组合所取代，治理理论应时兴起并迅速引起广泛关注，成为 20 世纪 90 年代以来社会学、经济学、政治学、公共管理学等诸多领域的一个新热点，并为持不同立场的学者和流派所接受。

二　治理理论流行

治理理论被广泛关注并渗透诸多领域的现实，既反映了其概念内涵上的模糊宽泛而又富有弹性，又与其丰富庞杂而又兼收并蓄的学术背景和理论渊源有关。最早使用并在 20 世纪 90 年代中期掌控治理主题的世界银行（The World Bank），将其定义为在管理一国经济和社会资源中行使权力的方式。较早系统研究治理理论的、美国华盛顿大学的詹姆斯·N. 罗西瑙（James N. Rosenau），在《没有政府的治理》一书中将治理表述成"一种在既定目标导向下的行为和行动方式，一种包含但不局限于政府机制在内的管理机制"，是"规则空隙间的

---

① ［法］让·皮埃尔·戈丹：《何谓治理》，钟震宇译，社会科学文献出版社 2010 年版，第 3 页。

② Ostrom Elinor, Joanna Burger, Christopher B. Field, et al., "Revisiting the Commons: Local Lessons, Global Challenges," *Science*, Vol. 284, No. 4, 1999.

制度安排"①。而较为权威的联合国全球治理委员会（Commission on Global Governance）给出的定义，则认为治理是个人和制度、公共和私营部门管理其共同事务的各种方法的总和，既包括正式的制度安排也包括非正式安排，是使不同甚至是相互冲突的利益得以调和，并采取联合行动的持续的过程。由于关注点不同，就其治理概念而言，出现了多种不同但又相似的定义。对此，治理理论的代表人物罗茨（R. Rhodes）曾将治理归纳为六种形态，即作为最小国家的治理、作为公司管理的治理、作为新公共管理的治理、作为"善治"的治理、作为社会控制体系的治理和作为自治组织网络的治理②。

结合中国的国别传统和政治现实，对其内涵的理解国内诸多学者提出了自己的见解。顾建光（2007）认为对于不同国家以及不同的相关群体来说"公共治理"是有着不同的背景含义的，公共治理应该是相关各方为影响公共政策的结果而开展互动的方式③；而张昕（2007）则认为治理有三个层面的内涵，即通过一定程序来选择、课责、监督和替代政府的过程层面，政府制定政策、实施管制的能力层面以及具有可操作性的制度层面④。

三 治理主要模式

虽然治理理论通常以强调社会力量在公共事务治理中的地位著称，但关于治理模式的研究，却更多推崇政府、市场和社会的共同作用和非零和博弈，主要包括多层治理、网络治理和多中心治理三种模式。

美国学者加里·马克斯（Gary T. Marx）针对欧盟结构政策的明显特征，提出"层级治理"概念，用来描述跨国家组织、欧盟、国

---

① ［美］詹姆斯·N. 罗西瑙：《没有政府的治理》，张胜军等译，江西人民出版社2001年版，第4页。

② 任声策等：《公共治理理论述评》，《华东经济管理》2009年第11期。

③ 顾建光：《从公共服务到公共治理》，《上海交通大学学报》（哲学社会科学版）2007年第3期。

④ 张昕：《转型中国的治理与发展》，中国人民大学出版社2007年版，第15页。

家、地区和地方政府之间的持续谈判体系。更多研究者跟进后将研究主要集中在多层级治理中权力的分配问题上，即将治理镶嵌在科层结构中并借由垂直整合的结构形态来进行治理。

同时，许多研究者围绕着网络治理中关系、信任、伙伴等问题，提出了"网络治理"模式。网络治理脱胎于政策网络理论和治理理论的结合，其治理结构既不同于个体的自愿行为，又不同于科层的命令服从体系，是一个有着共同价值诉求的市场（自愿）与科层（强制）相结合的自组织系统，关键在于互相之间信任和协调机制的培育。其中，斯托克（Gerry Stoker）等对网络治理的多种管理方式进行比较之后，认为公共价值管理建立在网络治理的对话和交换体系当中，其关键是在网络中建立发展良好的关系①。

但最有影响力的还是由英国学者迈克尔·博兰尼（Michael Polanyi）首先提出，由就职于美国印第安纳大学政治理论与政策分析研究所的 2009 年诺贝尔经济学奖得主埃莉诺·奥斯特罗姆及其丈夫文森特·奥斯特罗姆（Vincent Ostrom）共同创立的"多中心理论"。其通过对公共池塘、公共山地等公共资源的研究，相对于过去市场或政府单中心组织公共产品的生产提供所易产生的失效问题，突破传统的政府大包大揽的管理思路，在引入市场机制的同时，强调治理主体的多元化。

四　多中心理论

与政府作为唯一主体对社会公共事务进行排他性管理的"单中心"相对，多中心则意味着在社会公共事务的管理过程中，并非只有政府一个主体，而是存在着包括中央政府单位、地方政府单位、政府派生实体、非政府组织、私人机构以及公民个人在内的许多决策中心，它们在一定的规则约束下，以多种形式共同行使主体性权力。

这种主体多元、方式多样的公共事务管理体制，将治理主体拓展

---

① 　［英］格里·斯托克、华夏风（译）：《作为理论的治理：五个论点》，《国际社会科学杂志》（中文版）1999 年第 1 期。

到第三部门（NGO）、公众参与等方面，提出在公共物品生产、公共服务提供和公共事务处理方面存在着多个供给主体的可能性，只是由于组织力量和方式的不同，其各自提供的公共物品和服务消耗的成本有大有小。一般认为这种多主体治理由于"职能重复、交叠管辖"等必然导致效率低下、成本增加、供给不足，但其实各主体在以其自我需求为目标，追求自我利益的最大化的同时，就使得其有动力纷纷进入公共物品的博弈，展开生产、使用和维护公共物品的竞争，并通过谈判、协商、制定宪法式的合同达成一致行动策略，进而实现参与各主体的利益最大化、需求多样化，满足社会发展和公民需求。但这一切又有赖于多中心的权力结构设计、多样化的治理结构安排和切实可行的民主参与制度构建，使所有参与主体不仅能够有效地表达其意愿，而且能够积极参与到公共事务的治理和绩效评价之中。

埃利诺·奥斯特罗姆在遍及世界各地诸多案例分析基础上发现，具体归纳了包含共性的"实质要素或条件"，理出了成功达至多元共治的八项原则，即一是分享资源单位的边界界定清晰；二是使用、供给与当地具体情况相适应；三是集体选择安排；四是有效监督；五是越"规"的分级制裁；六是低成本的冲突协调机制；七是对组织权的认可；八是分权制组织。这些原则既包含对制度供给问题的解决，也包含对可信承诺与相互监督问题的解决。

我国学者俞可平、王锡锌、甘永涛等不但对多中心理论在我国现实中的意义进行了探讨，还将多中心治理理论应用到"三农"问题、公共图书馆、高等院校等治理问题的研究上，也都取得了一定的成果。

第三节　公立医院治理国内外研究现状

从全球来看，不管是在崇尚自由竞争，对权力集中存在天然警惕的英、美等国，还是在集体主义传统浓厚，社会保险功能完善的德、日等国，被喻为"白色迷宫"的医疗体制改革，一刻都没有停息过。政府设立公立医院的目的是缓解医疗市场失灵问题，如何最大限度地实现这种预期，就成为了学界研究的热点之一。

世界银行经济学家兰登（April Harding）和普雷克尔（Alexander S. Preker）曾根据国际经验将公立医院总结为三种组织形式：预算制（Budgetary Public Hospital）、自主化（Autonomous Public Hospital）和法人化（Corporatized Public Hospital），这些都是对制度化的公立医院治理机制的探索尝试。国外公立医院改革或治理研究虽对我国有借鉴作用，但医疗服务在市场提供和政府供给之间寻求平衡的我国公立医院发展经历了近六十年的今天，"看病难"和"看病贵"这对在理论上应该是难以同时出现的现象，"意外地"成为中国当今重点社会问题的现实，却又使我们在借鉴外国研究经验的时候，显得无所适从。为此，我国学者一方面积极关注世界各国公立医院改革的模式走向，持续不断地将欧美各国体制模式、改革趋势等介绍到国内；另一方面我们自身相关研究焦点也按照改革进程，一直在不断摸索适合我国国情的医院改革路径，大体经历了从初期"提高服务效能"的加强经济管理质量，到"效仿国有企业机制创新"的产权改制，再到"坚持公益性原则"的公立医院改革，持续演进着，比如，赵玉英（1989）等对从1979年起医院改革十年的回顾，陈志兴（2001）等提出的医院公有制"国有民营"模式的可行性研究，董云萍（2008）等对基于法人治理的国有医院产权激励与约束研究等，都比较典型地反映了医院改革不同阶段的研究特点。当然这其中，还包括了大量的从不同产权角度、不同管理模式下，对于医院绩效影响的研究，比如陈英耀（2005）对于美国不同医院结构特征与其绩效的比较研究，邱亭林（2006）等对于我国部分地区不同产权制度下医院效率的比较研究。而从治理角度对于医院有关问题的研究也有许多，或集中于通过委托代理理论分析激励约束机制，或借鉴公司治理理论方法探讨医院内部法人治理结构构成及机制效率。比如，朱丰根（2009）通过委托代理关系分析提出相应的公立医院治理主要途径；李卫平（2005）等就公立医院治理相关概念及治理结构进行研究，提出规范公立医院自主化改革，并在一定范围内试点公益法人化的建议，都为公立医院治理机制及实现途径进行了有益的探索。

小　结

治理有狭义与广义之分。讨论在公立医院所有权和管理权分离条件下，资源投入方（政府）与医院之间利益分配和控制关系问题，属于罗茨对六种治理形态归纳的对"作为公司管理的治理"，是狭义治理语境下的公立医院法人化治理，属于内部治理研究范畴。我国学者方鹏骞从法人治理角度对中国公立医院的经营发展进行的系统研究，就基本上属于此类组织内部治理①。而通过对公立医院与政府有关部门、医务人员、患者、药械厂商甚或行（职）业协会组织等相关利益集团间的关系研究，进一步探讨以提供医疗服务为核心的公立医院管理组织方式、管控机制、利益分配等整个社会外部治理，则属于广义治理概念范畴。

可能是由于国家间制度法律环境、经济技术条件存在差异，在世界范围内从广义范畴讨论公立医院治理体系框架的研究较为少见，更常见的是从治理过程中的具体管理措施的应用效果去进行研究。但需要指出的是，作为社会控制体系的治理强调政策结果不是政府能独自决定的，其与政府、公共服务部门、非政府组织（NGO）、私营部门等之间的互动有关，政府凌驾地位已不复存在，取而代之的是多中心的社会。这些行动者之间界限模糊，相互依存又相互制约，行动、干预及控制方式呈现多样化。因此，在治理的广义范畴内，以公立医院之名研究当前现实中围绕其提供医疗服务过程中所产生问题的解决之道，似乎更有提纲挈领的意味和必要。

---

① 方鹏骞：《中国公立医院法人治理及其路径研究》，科学出版社 2010 年版，第 3 页。

第三章

·—·—·—·—·

大型公立医院医疗服务特点类型分析

作为人类社会经济发展和功能完善的必然产物，不管是发展中国家还是发达国家，抑或是计划经济体制国家和市场经济体制国家，均会针对市场机制难以达成的某些社会政策目标，设立纳入财政预算管理的公立医院，以充当医疗技术主干力量、执行国家健康战略的方式，代表政府弥补市场失灵，履行居民健康权益的保障责任。根据各级各类公立医院的诊疗服务功能划分，以城市三级医院为主的大型公立医院，主要定位就是提供急危重症、疑难病症诊疗和专科医疗服务，接受下级医院转诊，并承担人才培养、医学科研及相应公共卫生和突发事件紧急医疗救援任务。在大型公立医院承担的以上社会职能中，除人才培养、医学科研、公共卫生和突发事件紧急医疗救援任务等属于较为典型的公共产品，应该由政府免费为社会成员提供外，针对个体患者的急危重症、疑难病症等医疗服务（或诊疗服务），因显然不具有严格意义上的效用不可分割性、消费非竞争性和受益非排他性，而应划入私人产品之列。

既然无数理论和实践都已多次证明，由政府直接组织生产提供私人产品，必然会导致资源配置效率低下、缺乏成本意识，忽视服务效果，寻租难以禁绝，以及患者反应性和服务可及性差等问题，那么为何世界各国仍不约而同地都会组织大型公立医院，并将提供急危重症、疑难病症等诊疗服务设定为主要职能？另外，随着公共产品理论的发展演进，公共产品生产者与提供者的身份分离已经成为理论共识。尤其是现代医疗服务市场中，医疗保险机构作为第三方付费人的加入，在今天的中国即使绝对意义上公共产品——基本公共卫生服务，从提高服务供给质量、提升资金使用效率、满足公众多元化个性化需求的综合目的出发，也不一定需要政府来直接组织生产供给，那么急危重症、疑难病症等诊疗服务以何种生产和提供的组合方式供给，才是合理有效的？而政府在其中又应该承担什么样的责任？甚至对于大型公立医院而言，其所提供的医疗服务和诊疗服务是否属同一概念，相互之间区别何在？医疗服务哪一部分会因具有更高正外部性，必须由政府直接组织生产方式提供？这些问题的澄清，不但有益于对大型公立医院治理理论认识的拓展加深，更对健全完善大型公立医院现代医院制度乃至整个公立医院综合改革，具有重要的实践指导意义。

第一节　研究大型公立医院医疗服务的意义

党的十八届三中全会通过的《中共中央关于全面深化改革若干重大问题的决定》，对于完善社会主义市场经济体制，处理好政府和市场的关系，做出了新的明确论述。使市场在资源配置中起决定性作用，成为全党新的理论共识。凡是市场能解决得令人满意或更好的，都应交由市场去处理；只有当市场无力解决或解决得不能令人满意时，政府才有必要插手其间。在继续推进经济体制改革的同时，解决好人民最关心最直接最现实的利益问题，要求我们必须全面深化政治、文化、社会、生态文明等各领域的体制改革，健全与社会主义市场经济体制相配套的各方面体制机制。具体到医疗卫生领域，2016年8月新世纪以来我国召开的第一次全国卫生与健康大会上，习近平总书记指出加快推进健康中国建设，坚持中国特色卫生与健康发展道路，除了必须深刻领会"以基层为重点，以改革创新为动力，预防为主，中西医并重，将健康融入所有政策，人民共建共享"的新时期卫生工作方针，把握好"坚持正确的卫生与健康工作方针，坚持基本医疗卫生事业的公益性，坚持提高医疗卫生服务质量和水平，坚持正确处理政府和市场关系"四个坚持之外，还要把握好一些重大问题。其中，在坚持正确处理政府和市场关系方面，就提到"在基本医疗卫生服务领域政府要有所为，在非基本医疗卫生服务领域市场要有活力"。

划分不清基本医疗服务和非基本医疗服务的范围类别，服务生产与提供主体必然会因责任不明而发生混淆，政策实施效率和实施效果也就无从保证。因此，面对个体患者的急危重症、疑难病症，基本医疗服务与非基本医疗服务之间的范围划分和性质界定，就至少在三个层面上具有了非凡意义。首先，急危重症、疑难病症等医疗服务，究竟应该体现政府有为，还是要依靠市场活力激发，如果不能在作为政策制定方的政府医改部门、作为政策实施方的大型公立医院以及作为政策作用方的社会公众之间达成一致认识，即使相关卫生服务政策的制定和实施取得了预期效果，也极容易出现政府和相关医疗机构大量人力、物力、财力资源投入，"流血，流汗，又流泪"却换不来老百姓的政策认同，甚至严重损害党在人民群众中的威望；其次，明确了大型公立医院提供医疗服务的范围和性质，卫生计生行政部门、医保经办机构、医院管理者、医务工作人员等利益相关方才能为科学组织生产和高效提供服务提前做好准备，做好责任权利义务划分，减少取消不能产生价值增值的中间环节，更加有效地利用高精尖医疗人才和设施设备等稀缺资源，更好地为急危重症、疑难病症患者提供适宜服务；最后，明确了大型公立医院提供医疗服务的范围和性质，才能科学合理确定社区卫生服务中心、乡镇卫生院、县区级公立医院等其他公立医疗机构，以及社会办综合或专科医疗机构等各级各类医疗卫生机构的数量、规模及布局，整个医疗服务体系也才能更好地进行未来发展与现实定位，并通过更加有效的错位发展、更加紧密的协调配合，满足人民群众多层次、多元化医疗服务需求，最终达成促进医疗机构有序建设、居民健康水平有效提高和国家经济社会平衡发展的多赢效果。

第二节　大型公立医院医疗服务内涵外延

大型公立医院医疗服务在具有一般医疗机构提供医疗服务共性的

同时，又有因其提供急危重症、疑难病症诊疗和专科医疗的社会职能定位，尤其在分级诊疗大背景下，与基层医疗卫生机构、普通首诊医院所提供医疗服务相比，在类型和特点上具有异常鲜明的独特之处。而也正是这些特点决定了大型公立医院在治理结构、治理机制等方面，不能采用简单的政府或市场单一维度来处理。因此，讨论大型公立医院医疗服务的内涵外延，对于各级各类政府部门（包括公共政策制定、社会事务管理等）、医院管理层乃至所有利益相关者，从思路上更为深刻地把握医疗服务产品特性，更为准确地厘清政府与市场的边界，更为清醒地认知各自拥有什么样的责任权利义务，进而怎样更好地履行自身社会职能，将会大有裨益。

一 何谓医疗服务

让我们首先来对位于"大型公立医院医疗服务"的上层概念——"何谓医疗服务"做一界定解释。人常说，到什么山上唱什么歌。不同社会部门根据其自身出发点和利益，对医疗服务都有自己的理解。比如，财政部国家税务总局在《关于医疗卫生机构有关税收政策的通知》（财税〔2000〕42号）文件中就指出，医疗服务是指医疗服务机构对患者进行检查、诊断、治疗、康复和提供预防保健、接生、计划生育等方面的服务，以及与这些服务有关的提供药品、医用材料器具、救护车、病房住宿和伙食的业务。虽然这里主要回答的是医疗机构产生营业额的各项服务中，面向患者提供的哪些服务应纳入征税范围的问题，但还是从某种角度比较清晰地阐明了医疗服务本质特征，即因医疗服务对象的过程高参与性，而使其具有了与工农业（第一、第二产业）相比鲜明的服务业（第三产业）普遍属性——不仅只是诊断治疗、预防保健等医疗卫生服务，患者接触到的与此有关的所有活动，包括药械乃至食宿等后勤供应均属医疗服务范围。唯一令人感到缺憾的是，没有说清楚"由患者付费的药械食宿等后勤服务也属医疗服务大范畴"的理由。

再比如，在医疗卫生领域具有相当权威性的人民卫生出版社出版的《医院管理词典》中，基于"医疗是一项社会实践活动"界定，提出狭义上医疗服务仅应局限于诊疗范围，应指医疗技术人员运用医学科学技术与人类疾病作斗争过程中向人群提供的健康服务，而广义上则因涵盖增进健康、预防疾病、健康咨询、健康检查、急救处理、临床诊疗、康复医疗等综合医疗，概念应用范围从医院内部扩大到医院外部，从医疗技术人员扩大为预防、康复、保健、健康等各类卫生技术人员，从医学科学技术扩展为自然科学知识和社会科学知识。这一概念广义扩展，较为明确地将医疗服务分解为"洋葱式"的三个层次。最里层是核心医疗服务，直指普通患者到医疗服务机构看病就医的目的——解除病痛、恢复健康，当然这也是社会大众对医疗机构提供服务的核心诉求，是医疗服务的最基本层次；中间层指形式医疗服务，是患者获得健康核心诉求的形式载体，由医疗技术、设施设备、药品等要素组成的具体医疗服务项目，属于患者购买的医疗服务实体，反映的是医疗服务的形式体现和外在质量；最外层则指附加医疗服务，是患者为之付费的具体医疗服务项目延伸部分，如在获得内层核心医疗服务和中间层形式医疗服务的同时，接受到的健康教育、病情咨询、服务承诺、服务态度、特色环境、个性化生活保障等更广泛宽延的医疗服务，能给患者带来更多利益和更高层次满足，是医疗服务各种附加利益的总和。

因此说，医疗服务具有整体系统特征，其实质含义不仅是为医疗消费者（包括患者及其家属）提供有效的医疗功能，还要为医疗服务消费者提供其他附加服务功能。从这一点上看，患者及其家属在社会上购买医疗服务，一定是在追求一个医疗服务的整体概念，都毫无例外会包括核心医疗服务、形式医疗服务和附加医疗服务三部分内容。决不会仅仅因为所有权属上的公立或私立，规模量级上的大型、中型、小型，抑或功能定位上的诊所、卫生院、医院的区分，而在接受医疗服务之时，放弃对核心医疗服务、形式医疗服务或附加医疗服务任一部分的价值要求。即使因情势条件所迫或个人偏好不同，对社会上形形色色的医疗机构产生期待差异，那一般也只会体现为对医疗服务的核心、形式或附加有所侧重。只注重医疗服务解除病痛、恢复健康的核心功能，而不关心究竟借助何种形式的医疗技术、设施设备、药品去实现，哪怕是治疗过程痛苦程度极大（如部分肿瘤放化疗服务等），甚至造成永久性损伤（如手术截肢等），对患者而言都是万不得已的下下之选。临床伦理学在近代以来最大的进步，就体现在医患关系处理上，从根本上摒弃了单纯从机体功能角度由专业医务人员代替患者作决定，而不管患者愿望如何的家长主义认知，转而强调尊重患者就关于自己的医疗问题作出决定的自主权利。这就像一个再怎么饥饿难耐的人，即使必须立即寻找食物填饱肚子（类似医疗服务核心功能的满足），也必然会将吃什么、在哪吃、怎么吃等问题纳入通盘考虑。囊中羞涩就去街边小店快餐果腹，手头宽裕就到星级饭店大快朵颐。但无论如何都会对口味、价格、品种（类似医疗服务形式功能的满足），甚至是便捷程度、营养、卫生、面子（类似医疗服务附加功能的满足）等诸多因素进行系统综合考量。

二 医疗服务属于服务业吗？

2016 年《人民日报》曾发了一条微博，将医务人员和快递员、环卫工人、卡车司机等一起归类为"服务人员"。微博居然在医务界引起了广泛争议。其中重要原因之一是，部分媒体将医务人员与"没什么技术含量"的普通服务性工种统统划归一类，是否是对需要历经院校长学制医学学习、毕业后严格执业资质认证、专业领域终身继续教育的艰苦医学生涯缺乏认知，对医务工作关乎公民生命健康的重要职业责任的轻视？如果将问题换一个可能更容易引起共鸣的表述方式，那就是拿医疗服务与餐饮住宿、保洁保安等作类比，有哪些特殊性、是否可比？抑或更直接一些，医疗服务属于服务业吗？

根据世界贸易组织统计和信息系统局（SISD）的标准定义，对服务业的大类划分中，"与健康相关的服务和社会服务"与商务服务、通信服务、建筑和相关工程服务、分销服务、教育服务、环境服务、金融服务、运输服务、旅游和与旅行相关的服务、娱乐文化和体育服务 10 大类赫然并列。我国 2003 年印发的《三次产业划分规定》及《国民经济行业分类》中，同样将医疗服务归入作为 15 类服务业之一的"卫生、社会保障和社会福利业"。简而言之，无论是国际行业划分标准，还是国内行业划分标准，医疗行业确凿无疑属于服务业，具有一般服务产品的生产、交换和消费紧密结合特性。美国营销学权威菲利普·科特勒（Philip Kotler）曾综合众多学者观点，进一步将服务业活动的整体系统规律，总结为无形性、不可分割性、变异性和易逝性四大普遍特征①。医疗服务与其他服务的相似之处具体就在于：

（一）无形性（Intangibility）

一般医疗服务所提供的最终产出主要可归纳为"健康状况改善"，在接受无形的医疗服务的行为和过程中，即使偶尔会以检查器械、治疗药品等形式出现，但大多数时候无法像实体产品那样被看到、尝到、感觉到、听到或嗅到。患者不但无法在接受服务前，确定他将获得什么样的服务，即使在接受服务后，通常也很难察觉或立即感到服务利益，进而对服务质量做出客观评价。因此，变相地根据医务人员、医疗设施设备和诊疗环境等有形线索，对医疗服务必要性和自体健康状况改善情况进行间接判断。

（二）不可分离性（Inseparability）

通常有形产品从生产、流通到最终消费的过程，都要经过制造、储存、运输、分销、消费等一系列环节，产品质量易于在各环节终端进行分段把控。但无形服务一般生产与消费是同步发生的，尤其对属于有较高参与性特点的医疗服务来说更是如此。医务人员在提供医疗服务的时候，也正是患者消费医疗服务的时刻。患者不但全程参与医疗服务生产过程，而且越是积极为医护人员提供本人才能掌握的必要信息（如病史采集、问诊等），高度配合医护人员的治疗行动，其在服务消费过程中越能获得好的诊疗效果。医疗服务生产和医疗服务消费在时间上所具有的这种不可分离的特点，正是由医疗服务过程中医患互动重要地位所决定的。作为一种服务对象高度介入服务生产消费过程的特殊服务行业，医疗质量的好坏很大程度上会受到医患双方合

---

① ［美］菲利普·科特勒：《营销管理》，王永贵等译，中国人民大学出版社 2012 年版，第 321 页。

作意识、指导方式、接受能力与配合程度的影响。

（三）异质性（Variability）

由于构成成分具有高度的可变性，因服务人员、时间、地点和对象的不同，每次提供的服务给患者感知到的服务质量以及效用提升都很难保证同一品质水平。纵然近年来广为流行的临床路径、临床指南等对医疗服务的流程、操作进行了规范，但像有形产品那样实现全面标准化的努力，仍然会因时间、地点、服务对象、情绪、态度与意愿的不同，常常在服务表现上出现很大差别。诊疗过程需要医生依照患者个别体质与病情作出不同判断，但在医生的精神、体力状态、情绪以及患者的个性、行为等种种因素的影响之下，保持稳定医疗服务水平并不容易。更遑论当服务对象众多之时，医患之间的互动难以得到充分保证，对医疗服务品质的控制就更加困难了。以上这些都是医疗服务异质性特征的具体体现。

（四）易逝性（Perishability）

有形产品可以事先予以储存，消费者亦可以事先购买以备不时之需，但医疗服务是以服务形态存在的劳动产品，无法像有形产品那样在生产制造后，通过运输、流通等环节储藏起来供日后或异地销售。医疗服务的易逝性给大规模生产和销售服务带来了限制，其服务半径和服务时间受到接受服务方便程度的影响，造成医疗服务生产与消费需求必须相互匹配。对于医疗服务需求波动的高峰与低谷，较难通过"削峰填谷"的方式予以调解。规模经济的难以实现，限制确定单体医院选址、规模的时候，必须考虑患者就诊可及性来实现对服务需求和供给的平衡管理，以避免出现医院资源配置或患者成本费用的浪费，以及因面临较高服务需求时对服务品质的忽视。

以上四种服务活动属性中，无形性又是造成不可分离性、异质性和易逝性三种特征的基本原因。一旦随科学技术发展，可以利用现代化交通工具、通信工具和信息化手段，以移动服务、远程服务等方式破除医疗服务无形性带来的时间地域限制之后，不可分离性、异质性和易逝性就能在规模经济运用的同时得到相当程度的避免，优质医疗服务资源的可及性就会大大提高。

三　大型公立医院的服务定位

人类发展历史也已经证明，社会进步离不开分工合作，而对专业性、高效率的追求又进一步推动了社会职能分工不断细化。恩格斯在《家庭、私有制和国家的起源》一书中，曾提出人类历史历经了畜牧业与农业的分离、手工业与农业的分离、不从事生产只从事交换的商人出现三次社会大分工，从而完成了由蒙昧时代到野蛮时代再到文明时代的蜕变和过渡。从具体发展历史来看，服务业与农业、工业相比出现最晚，是随着商品生产和商品交换的发展，继商业之后产生的一个行业。正是随着社会商品生产和交换，人们经济交往的范围逐渐扩大、频次逐渐提高、数量逐渐增加，为解决由此而产生的人的食宿、货物的运输和存放等问题，先后出现了专为来往客人提供服务的饮食、旅店等服务业；人群聚居带来了城市繁荣，居民日益增多又再次催生了进一步社会分工，不仅经济交往活动离不开服务业，而且服务业也逐渐转向以为人们的生活服务为主；进入工业化时代之后，社会化大生产创造的较高生产率和发达社会分工，促使生产企业中的某些为生产服务的劳动从生产过程中逐渐分离出来（如工厂的维修车间逐渐变成修理企业），加入服务业的行列，成为为生产服务的独立行业。至此，服务业完成了从为生活服务到为生产服务的扩展。到了工业化后期和后工业化时代，服务业内部结构调整加快，广告咨询等中介服务、房地产、旅游等新型业态开始出现，生产性服务业和生活性服务业互动发展。尤其是伴随信息技术和知识经济的发展产生，传统服务业正在被现代化的新技术、新业态和新服务方式逐渐改造，保险金融、科技教育、健康医疗等现代知识型服务业快速崛起。根据英国经济学家克拉克和美国经济学家库兹涅茨的研究成果，后工业化阶段的标志就是工业特别是制造业在国民经济中的地位由快速上升转为下降，以现代服务业为主力的第三产业最终将成为国民经济中最大的产业。

而在社会第三产业诸多细分行业中，以维护和促进人民群众身心健康为目标的健康服务产业，伴随现代工业技术发展和对生命科学认知程度加深，也逐渐完成了从核心医疗服务，到健康管理与健康促进、健康保险以及相关服务（涉及药品、医疗器械、保健用品、保健食品、健身产品等分支产业）的分化过渡，并日渐成长壮大。尤其是在社会不断进步的今天，疾病和死亡逐渐成为经济持续发展和公民美好生活向往的重要制约因素。姑且不论疾病死亡，导致患者本人遭受怎样的疼痛难受等身体不适、抑郁恐惧等负面心理以及残疾卧床等机体功能受限，会给家庭亲人带来怎样的情感创伤，单从因疾病所致的财富创造能力受损，抑或因死亡发生所致的财富创造过程终止，所造成的机会成本损失，若以世界人年均 GDP1.2 万美元来计，都是个人、家庭乃至社会难以承担和接受的。所以说，与以往财富创造能力较低的社会相比，经济越发展因疾病死亡造成的经济代价就越大，个体生命健康对于个人、家庭和社会的极端重要性正日益凸显。同时也正是因为这个原因，世界发达国家和地区的健康服务产业在当地现代服务业中正占有越来越重要的"版图"。相关统计显示，美国健康服务业规模相对于其国内生产总值比例超过 17%，其他发达国家一般也达到了 10%①。

　　面对巨大的社会效益、经济效益以及旺盛的市场需求，催生了医疗服务产品的进一步细分。对于提供医疗服务的医疗机构而言，基于社会职能定位和拥有资源禀赋的不同，按照疾病轻、重、缓、急及治疗救治的难易程度，分别由首诊医疗机构（家庭医生诊所、基层医疗服务机构和部分一级医院）、专科医院、区域医疗中心等不同主体，按照一定的区域划分承担相应辖区居民群众不同类型需求的健康服务，借以实现基层首诊、双向转诊、急慢分治、上下联动的"医方分级诊疗，患方合理就医"健康服务模式，已成为世界范围提高医疗资源利用效率、缓解看病就医难题的基本共识。

　　那么，居于分级诊疗体系顶层的大型公立医院应该提供哪些医疗服务？这些医疗服务应该具有什么样的类型特点？为什么这些医疗服

---

① 赵东东：《发展健康服务业应引入民资"活水"》，《经济参考报》2013 年 10 月 16 日第 5 版。

务只能或最好由"大型的""公立的"医院来提供？对这些问题进行系统思考、准确判断，将有助于我们进一步明确大型公立医院治理目标，乃至对医疗卫生体制改革的总体推进思路也会有更加清晰准确的共识。

按照 2015 年国务院办公厅印发的《全国医疗卫生服务体系规划纲要（2015—2020 年）的通知》（国办发〔2015〕14 号）文件精神，在一定区域（省级区域或跨省份区域）范围内，大型公立医院（本书主要指省办医院、部门办医院和一部分市办医院）应承担的工作任务主要包括以下五项：一是急危重症、疑难病症诊疗；二是专科医疗服务；三是下级医院（市办医院、县办医院、基层乡镇卫生院或社区卫生服务机构）转诊；四是人才培养、医学科研；五是公共卫生和突发事件紧急医疗救援任务。除以上任务之外，国家卫生行政部门办医院还要承担区域医疗服务发展和整体水平提升的技术支撑。

在上面五项主要工作任务中，疑难危重症诊疗和专科医疗服务依托医学技术作为基本服务手段满足患者医疗保健需要，属于大型公立医院医疗服务的核心产出。尤其在分级诊疗大背景下，其医疗服务核心产出是大型公立医院能够接受下级医院转诊、进行医学科研和人才培养等社会职能的前提和基础。没有大型公立医院自身诊疗技术水平和急危重症诊疗能力作为技术后盾，医学教育、临床科研及诊疗服务（实践）三者的结合就会成为无源之水、无本之木，患者最后能求助医学诊断治疗"最高法院"的功能定位也就无从实现。

第三节　大型公立医院医疗服务特殊性

"看病难、看病贵"的核心表现就是医疗服务供需矛盾。大病小病涌向城市大医院，城市农村患者也涌向大医院，大医院人满为患、小医院门可罗雀。2016 年陕西省省政府召开《陕西省建立分级诊疗制度指导意见》详细解读新闻发布会的一组数据，就很好地说明了这种情况：2016 年陕西全省 67.8% 的就诊人次和 83.3% 的出院人次集中在县级以上医疗机构，大医院一号难求，而基层医疗机构和一些小医院却难以维持①。医疗卫生资源集中在城市大中型医院，医疗卫生服务的需求大部分在基层，"倒三角"的医疗资源结构配置与"正三角"的医疗需求结构组成相互冲突，再加上各层级医疗机构分工不够明确、协调衔接不足，造成的结果必然是医疗资源不足和浪费并存，难以为患者提供全程系统的连续服务。

为有效扭转以大型公立医院为主提供常见病、多发病的诊疗服务，所造成的大量优质医疗资源低效利用以及由此引起的居民群众就医不便、医疗费用负担加重等问题，新一轮医改始终将"小病在社区，大病进医院，康复回社区"理想就医格局的形成作为检验医改成效的重要标准。相关统计显示，从2009年《关于深化医药卫生体制改革的意见》首次提出分级诊疗概念以来，分级诊疗国家级政策就出台了120多条。到2015年国务院颁布《关于推进分级诊疗制度建设的指导意见》分级诊疗相关政策数量增长更加明显，2016年52条国家级政策密集颁布，既体现了国家进一步"合理配置医疗资源，构建分级诊疗服务体系"的决心，同时也标志着各地医改在分级诊疗领域探索进入了经验总结、模式推广的新时期。各级各类医疗机构分工定位的进一步明确，分级诊疗标准和程序方式的进一步优化，不同层级医疗机构间协作机制的进一步顺畅，都必须围绕大型公立医院提供医疗服务的特殊性去设计和落实。

与基层医疗卫生机构相比较，居于分级诊疗体系顶层的大型公立医院所提供医疗服务在类型特点上，既有与之相同之处，但从分级诊疗对于不同医疗机构功能定位的要求来看，大型公立医院医疗服务在具有一般医疗机构提供医疗服务共性的同时，又因其有提供急危重症、疑难病症诊疗和专科医疗的社会职能定位，而具有非同于基层医疗卫生机构、普通首诊医院的独特之处。

一 服务机构垄断

按照分级诊疗关于卫生服务体系功能定位的设置要求，大型公立

---

① 赵文：《分级诊疗助力基层提升服务能力》，《中国农村卫生》2016年第1期。

医院是按照区域卫生规划设置完成的，具有非常强的优质医疗资源集聚和高精尖医疗技术密集的特点。一方面，从医疗技术能力基础的角度来看，以大型公立医院掌握的高端技术诊疗简单常见疾病，即从上往下的"小病大治"因不存在技术难度，其对基层医疗机构或普通小型医院具有很强的替代性（可以很好解释无序诊疗格局的形成原因）。但反过来，由于基层医疗机构或普通小型医院对急难危重病症的无能为力，从下往上"大病小治"却几乎没有可能，即基层医疗机构或普通小型医院几乎不具备替代大型公立医院特殊医疗服务供给的可能性。另一方面，不管是从优质医疗资源相对稀缺的医疗服务供给，还是急危重症通常较低的发病率所决定的医疗服务需求，供需双方数量规模都不会太高。从卫生资源规划配置成本考虑，设置过多的大型公立医院既无可能，也无必要。因此，就某一固定区域而言，通常大型公立医院均具有相当的医疗服务供给特权和区域垄断地位。

二　服务过程主导性

鉴于急危疑难病症发病规律特点，对大型公立医院提供医疗服务的供给质量和准确性具有非常高的要求，任何不适宜的服务疏漏都可能给患者的健康和生命带来无法挽回的损失。因此，对于医疗服务提供者需要具备怎样高深的医学专业知识技能，在服务过程中需要秉持多么认真谨慎的工作责任心，标准之高、要求之严绝非普通服务所能够比拟。尤其是随着现代医学认知进入分子水平和基因时代之后，医患之间信息不对称进一步加深，患者只能放弃对医疗服务需求类型和数量的判断，更多委托医疗服务提供者替代其行使对健康追求权利。大型公立医院在服务过程中高度专业性，使其对医疗服务过程几乎具有完全主导权，患者只能被动接受医务人员建议（或决定）提供的医疗服务。即使医保第三方介入医疗决策也主要在于服务价格或成本控制，却对于服务内容无从置喙。

三　服务结果高风险性

因疾病种类繁多、病情千变万化而造成的医疗服务行业不确定属性，在急危疑难病症的偶然发作、突然恶化等随机叠加之下，大型公立医院医疗服务高风险特点更加凸显。救治病人过程中的分秒必争，诊疗患者 24 小时的不间断连续服务，却要求医疗活动务必严格规范，严肃认真执行技术操作规程，力争做到服务随机性与规范性的有机统一。但面对因患者个体差异、致病因素差异以及病程发展差异而产生的大型医院医疗服务结果高风险性，很难像现代工业产品生产那样，利用基于风险点识别的质量控制技术来实现批量规模生产。因此，使不可预见的医疗服务结果几乎始终处于一种不可控的高风险之中。及时发现和有效处理医疗服务过程中的各类风险，提高医院医疗质量、增强患者满意程度，已成为当今大型公立医院管理所面临的重要而迫切的课题。

四 服务对象广泛性

相对于基层医疗机构面向附近社区的医疗服务定位，一定地域内居于医疗体系顶层的大型公立医院常常独一无二，其服务对象来源也因此更加广泛。动辄每年百万的门诊患者、十余万的住院患者，不仅来自四面八方、各行各业的男女老少的自主选择，也有相当程度来源于分级诊疗的下级医院向上转诊。服务对象广泛性决定了大型公立医院治理过程中，不仅需要处理好一般意义上的医患关系，因医院工作同时会受到社会各种条件环境的制约，离不开社会各方面的支持，必须与医疗服务体系内社区卫生服务中心、乡镇卫生院以及其他二级医院，甚至区域内企事业单位、社会团体和普通民众建立广泛顺畅的沟通渠道，树立全面服务、全民服务、全域服务的管理理念。

五 医患关系特殊性

医患双方对疾病的认识程度上是极其不对称的，尤其大型医院提供的技术专家式服务占有绝对优势。为尽快缓解疾病痛苦，患者通常会对医疗服务价格有较低的敏感度。且一旦医疗服务达到患者心目中的评价标准，或超过自身对医疗服务结果的期盼，医疗服务提供者很容易会在患者心目中建立具有高度信任的专业化形象，成为挽救患者脱离疾病折磨的"最信任的人"，使其终生难忘并成为终生顾客，甚至成为所有生活问题的"终极答案"提供者。这种特殊的医患关系不同于普通服务业"顾客就是上帝"，极易出现医方对信息优势的滥用。为建立双方互信基础上的医患关系，从伦理性和公益性出发，由公立医院以公共产品或准公共产品的方式，提供相应急难危重病症诊治，就可以有效避免配置此类医疗资源时的市场机制失灵，相对较低成本地实现经济效益与社会效益有机统一。

第四章

大型公立医院治理模式的国际经验比较

从经济学的角度看，单个个体的人只要其健康问题不涉及传染等导致负外部性的发生，则排他性和竞争性就决定了其利用医疗服务应该归于私人物品，或至多是准公共物品。因此从历史上看，在社会经济发展水平较低、政府对民众负担责任较窄的时期，不乏具有"济世救人"宗教情怀的无偿付出，但普通医疗服务的供给基本上是由市场提供的。面对疾病发生的不确定性、医患双方医学知识的信息不对称性、健康对个体的重要性，有限理性的人尤其是罹患疑难杂症者，很难对未来健康结局作出准确判断而与医疗服务提供方达成具有市场效率的交易，医疗卫生服务领域的市场失灵为大量理论和实践所证明。

进入 20 世纪后，人类社会的进步有目共睹，作为人权的重要组成——对健康权利的追求为各国所认同。鉴于医疗服务的市场失灵，由政府出资举办公立医院，为国民提供医疗卫生服务，成为世界上绝大多数国家普遍采取的做法。虽然由于国家政体、文化传统、经济水平等的差异，各国公立医院的服务目标、组织方式、管理体制、绩效结果乃至在整个医疗服务体系中所占的比例地位会有所不同。但单就大型公立医院的内外部治理结构和机制而言，却在差异之间体现出一定的共性。通过对世界不同保健模式下大型公立医院相关情况的比较研究，深入探讨其治理结构的构成、治理机制作用的发挥以及治理模式产生的初始条件等问题，以分析的方法进行归类，以比较的方法进行研究，总结相关的发展规律，为构建既符合历史发展规律，又适应我国国情的大型公立医院多元参与治理模式提供借鉴。

第一节 比较分析方法简介

比较是认识事物的基础，是人类认识、区别和确定事物异同关系的最常用的思维方法。古罗马著名学者塔西陀（Tacitus）曾说："要想认识自己，就要把自己同别人进行比较。"社会学创始人孔德（Comte）曾极力提倡运用比较法研究人类社会的有关问题，认为其是实证科学的基础工具。

一 比较分析方法

作为社会科学领域普遍采用的方法，比较研究（Comparative Approach）是根据一定的标推，对两个或两个以上有联系的事物进行考察，通过寻找其异同，探求普遍与特殊规律的方法。根据比较目的不同，可分为纵向的历史比较法（Historial Comparison）与横向的类型比较法（Typelogical Comparison）两种类型。

为了保证比较研究能够得出有意义的结论，而非基于大量实例的堆砌，运用比较研究法必须满足以下三个条件：一是同一性。所谓同一性是指进行比较研究的对象，必须是同一范畴、同一标准、同一类事物，否则就不可以比较。二是双（多）边性。比较只有在两个或两个以上的事物之间才可能发生，即比较的对象必须要在两个以上。三是可比性。所谓可比性是指被比较的对象之间具有一定的内在联系，且必须是本质上而非表面上的共性。尤其为了保证可比性，必须注意使用概念的统一。

为此，美国人乔治·贝雷迪（George Bereday）在对历史法、因素分析法进行研究、吸收、批判的基础上，创建了包括描述、解释、并列、比较四阶段比较研究法，从而使比较法进一步具体化、科学化。

二　研究方法应用

（一）确定比较对象

确定比较对象是进行比较的前提。从横向比较看，雅诺什·科尔奈（Janos Kornai）按照医疗费用的筹资模式和医疗服务的组织模式对全球医疗卫生体制进行了归纳，即以英国为代表的国家保健服务模式、以德国为代表的社会保险模式、以美国为代表的自愿保险模式、以新加坡为代表的医疗储蓄账户模式、以加拿大为代表的国家保健保险模式和以苏联为代表的医疗服务公共提供模式（已随经济转轨发生很大变化，不涉入本次讨论范围）六大类型①。现实世界的复杂性决定了其他国家究竟采用何种模式并非是泾渭分明的界限划分，而大多为以某一模式为主导体制，并根据本国具体实际进行变通。但以英国、德国、美国、新加坡、加拿大以及与我国同属发展中国家的墨西哥、印度的公立医院治理模式作比较，是符合比较研究法同一性、多边性、可比性条件要求的。

（二）制定比较标准

研究者要把研究对象的材料按可能比较的形式排列起来，使比较的内容和概念明确化，这是进行比较研究的依据。本部分主要从各国大型公立医院的功能定位、费用补偿、管理体制和服务效能等几个角度进行比较。

（三）收集整理资料

在消除主观偏见、不带感情色彩的前提下，尽可能地运用现代信息工具，深入广泛地收集对口径资料是进行比较研究的基础。按照"孤证不立"的原则，对大量研究资料进行甄选鉴别，保证资料的客观性和代表性，并适当对归纳好的资料做出解释。

（四）比较分析

按照所确定的比较标准，对收集的资料进行加工、解释和评价。

---

① ［匈］雅诺什·科尔奈、翁笙和：《转轨中的福利、选择和一致性——东欧国家卫生部门改革》，中信出版社 2003 年版，第 30 页。

这里不但要从研究对象的客观事实进行比较，还要由表及里，分析探讨其各自大型公立医院现有治理状况形成的原因及过程（治理模式产生的初始条件）。

（五）得出比较结论

在以上步骤的基础上，通过理论概括、实践证明、逻辑推理等手段，从中得到借鉴或启示，这是比较研究的目的所在。

第二节　世界国家大型公立医院治理现状

"罗马不是一日建成的。"被誉为"白色迷宫"的医疗卫生改革，对任何国家都是一个不断发现问题、解决问题，再发现再解决的螺旋式上升过程，英、德、美、新加坡、加、墨西哥、印度等国对其大型公立医院的现有卫生管理体制也不例外。

一　英国大型公立医院治理

自 1948 年 7 月带有福利国家特征的统一的国民卫生服务制度（national health service，NHS）诞生以来，就组成了由全科医师提供初级医疗服务，由地方卫生机构汇合社保部门提供社区医疗服务，由公立医院提供专科服务的医疗服务体系。其中，公立医院（通常称为 NHS 系统医院）在二、三级医疗服务体系中占有主导地位，约占全国医院总数的 95% 以上，包括三类不同级别的医院：社区医院、地区综合医院和大区或大区以上的专科医院[①]。

规模上可以被称为大型公立医院的三级医院，主要是指大区或大区以上医院、大学附属教学医院，通常提供比二级医院更为专业化的服务，包括脑外科手术、心和肝脏的移植、肾病治疗和肿瘤治疗等。当二级医院的专科医生认为病人需接受高度专业化的服务时，患者才转诊至这些医院就诊。而在二级医院中，地区综合性医院按照国家医

---

① 王晓明、姚永浮：《英国的公立医院管理制度改革及启示》，《医院领导决策参考》2005 年第 8 期。

疗卫生规划,通常分布较好,每所地区综合性医院约为15万—20万居民提供综合性服务,其年提供服务量在1万—10万人次,具有较高的医疗服务质量和聚合所带来的较低服务成本;社区医院与全科医生服务紧密衔接,一般规模较小(50个床位左右),只拥有一些小型诊断治疗设施设备,类似于普通日间医院。

三级医院的费用偿付主要来源以国家税收为主,经财政部和卫生部谈判制定年度预算,再通过卫生部和地方卫生管理机构,由全科医师为主的初级医疗小组代理病人,采用地段合同、成本服务量合同、按实际服务次数付费合同三种制度形式在公立医院间分配,带有明显的政府通过预算拨款购买的特点。

在全民医疗服务体系中,提供二、三级医疗服务医院医生与全科医生属于不同的行医管理模式。全科医生大多为自雇或集体行医,报酬偿付按照其负责居民数和花费的平均费用综合谈判确定;包括三级医院在内的所有专科医生直接受雇于全民医疗服务体系,由所在医院理事会聘任,按月领取固定工资,但允许从院外私人职业收入中获得补充(以向医院上缴所得为前提)。

三级医院的管理体制同整个医疗保障制度一起,先后历经了卫生管理机构改革、"内部市场"改革和"第三条道路"再改革三个阶段的改革,逐渐形成了目前以公立医院自治为主的内部治理与强化医院绩效和质量管理的外部治理并重的具有英国特色的医疗服务管理体制。具体包括:一是购买者与提供者分离,或者叫"管办分离"。政府卫生管理机构不再直接承担医院管理职责,主要负责评估区域居民健康状况和需求,制订卫生计划;通过作为居民代表的初级医疗小组,根据医院提供医疗服务的数量与质量,向医院购买医院的服务;以卫生服务市场管理者和仲裁者的身份,通过国家临床质量研究院(NICE)、医疗服务审计和监督委员会等对医院进行管制。二是建立全民医疗联合体(NHS trusts)或者叫"NHS信托基金""医院托拉斯"。由医院、救护车队、社区医疗服务机构等组合构成具有自我管理和发展能力的法人实体,相比改革之前的医院在财务、人事和日常管理方面拥有更多的自主权。三是医院内部实行董事会下的高度自治。医院层次建立董事会，通常由1名主席、等量的非执行董事和执行董事组成，主要职责是制定医院的总体经营战略，监督所有政策的执行，保证财务安全。其中，董事会主席由卫生大臣直接任命，至少有两名非执行董事来自地方社区并由地区卫生局任命，以体现政府和社区利益导向作用。医院首席执行官由董事会主席和非执行董事通过公开招聘的方式选拔任命（大多数都毕业于经济、法律、工程技术等专业），然后与董事会主席、非执行董事一同任命其他执行董事。董事会对首席执行官按照可续约的短期聘用合同支付与绩效相关联的工资，其他高层管理者按合同绩效目标考评结果支付报酬。值得一提的是，医院中的医师组织直接属于董事会管理，医院管理者只领导医师以外的组织。医院的经营与管理问题通常由医师组织的代表和管理者共同协商、解决。四是强化医院外部的绩效管理和质量管理。政府监管方面，借鉴私人部门战略性绩效评价方法，开发出一整套公立医院绩效评估框架，由国家审计办公室和 NHS 审计委员会对公立医院资金使用效率和效益进行评价；由医疗服务审计和监督委员会对每一家公立医院进行临床治理评价（每4年1次），以保证医疗服务质量的监督和改善；英国医疗委员会（HCC）以独立监察员身份，对公立医院服务质量和财务管理的年检评分。这些评价结果都会直接向社会公众公开，以提高问责性和透明度。非政府监管方面，皇家医疗学会负责医院医师的教育培训监管，医疗过失计划（NHS 诉讼委员会运作）负责医院的管理风险监管，国家机密调查负责手术质量的监管，等等。

需要指出的是，依据英国相关法律，除药品处方手续费、牙科手术服务、眼科视力检查配镜、外国居民以及长期住院中途离开等少数情况外，所有医院和医生均要免费提供医疗服务、相关处方药品甚至服务器械。历次改革虽因政党政治理念而各有侧重，但始终没有放弃"以税收为基础，政府分配预算，向全体国民提供基本免费的医疗服务"原则，在此情况下，英国仍仅用了8%左右的 GDP 就给全体公民提供了医疗服务（2004年二、三级医院医疗花费了卫生总费用的42.3%）。

二　美国大型公立医院治理

按产权和经营性质分，美国的医院可分为政府公立医院、民办非营利性医院和营利性医院（公立医院可向后两者转制）。其中，民办非营利性医院占医院总数和总床位数的比例都超过一半，是全美医院的中坚力量，且一般规模都较大。相对而言，根据美国医院协会（American Hospital Association）数据，2009 年美国 5795 家医院中公立医院有 1300 余所，再加上传统上由州和地方政府设立的精神病院和长期治疗医院，大约占到所有医院数量的 25%—30%，所提供的门诊、住院服务也只有总数的 20% 左右，且一般规模都相对较小。集中于大城市地区的大型公立医院往往也是著名医科大学的教学医院，数量较少①。

公立医院根据产权分别归属于联邦政府、州及地方政府，并按此各有针对，比如联邦医院主要服务特定对象如军人、退伍军人、土著印第安人等，州医院多为涉及公共卫生的精神病院、结核病院等，地方医院则主要服务于最穷和地位最受剥夺的弱势人群，包括没参加保险的、低保险人群，合法移民以及非法移民，少数民族人口，无家可归的人，残疾人，高风险的母婴，暴力的受害者，有语言障碍或语言低能的人，以及灾害的应对、创伤以及药物滥用的治疗。美国公立医院通常建在卫生服务资源缺乏的地方和私立医院不愿提供服务的领域，几乎 90% 的老年人和贫穷者是由公立医院提供服务的，其作用主要是保证老人、穷人、少数民族和一部分弱势群体的医疗卫生需求，常是无医疗保险者急性病医治最后的、唯一的场所，实际承担着"最后"医疗安全网功能。但往往治疗质量较差，甚至没有固定的医生为患者提供连续服务。

在投入机制上，联邦医院经费全部来自联邦政府，医务人员也全部由国家雇用；州医院、地方医院经费除按服务水平收费，主要来源

---

① 陈英耀：《美国医院的结构特征与不同医院的绩效比较：兼谈对我国公立医院改革的思考》，《中国医院管理》2005 年第 1 期。

于州政府和地方政府的常规拨款、特别拨款以及公立医疗专项税收（拨款多少一般由议会进行年度预算审议），还包括大概能占到四分之一的联邦政府慈善医疗补贴。医务人员部分由政府雇用，薪酬有比较完善的支付体系，收入分配涉及知识、工作任务、市场竞争力等多个因素。其中医生多非医院雇员，而是一般平等的合同签约关系，院外服务不受医院的限制。

在管理体制上，不同公立医院之间存在较大差异，其中联邦医院由于服务特殊人群，不对普通民众开放，服务人口非常有限，几乎不具借鉴意义。州或地方公立医院常常隶属于具有法人资格的独立公共实体，其内部采用董事会制度，负责实体内部的医疗质量、医疗可及性、医院系统战略决策、预算、重大投资支出、重大人事等问题。所有董事由地方议会指定，地方行政首长任命，董事没有固定的任期，来自社会各界和医院主要工作人员群体，既包括医院管理者、医生，也有卫生行政官员、宗教人士、患者协会代表等，代表性非常广泛，能够有效保证董事会进行决策时兼顾多方利益，特别是各种弱势群体的利益。

医院院长由董事会任命，负责全面主持医院的各项管理工作并对董事会负责（不设董事会的医院，院长直接由医院职工民主选举产生）。医院通常设立两个执行委员会，医疗执委会负责医院的相关质量控制和培训管理等，行政执行委员会负责后勤保障。

医院人事制度全部实行公开招聘、逐级雇用办法，医院院长和其他管理人员不论来自医师，还是其他专业，一旦受聘都要以医院管理作为第一职业。医生由于多非医院雇员，更多的是遵守医师协会的规章制度，而不是医院的行政管理。

在与地方政府的关系上，医院的经营管理和政府部门拉开了一定的距离，医院在内部管理上具有较大的独立性和自主权，在具体的决策和操作层面提高了效率。政府虽不直接办医院，但仍可通过董事会的人事任命、财政拨款等手段对公立医院实施控制。政府可以将主要精力放在公立医院监管上面：一是质量控制。美国医院协会通过制定《医院科室工作手册》对医院质量进行规范管理，每4年对医院进行一次评审。二是费用控制管理。与保险公司、健康维持组织（HMO）共同通过控制医院经费来源，抑制医院费用快速上涨。三是医疗服务审查。建立医疗服务审查组织，指导、控制、监督医院医疗服务质量，确保患者获得高质量服务。

美国医疗费用居全球之首，2003 年的卫生保健费用占 GDP 比重为 13.9%（医院服务费用占到总卫生支出的 30.7%，约为 GDP 的 4.7%），花费巨大，公平性不足。但也应该看到，美国医生医疗服务技术的专业性、药品器械的先进性、医院管理的创新性，都居于世界领先地位。保险没有实现全民覆盖，更多的是基于崇尚自由、青睐自助、怕失去择医灵活性的国民气质。并且最需要社保的老年人、贫困人群的基本医疗需求，毕竟能够通过地方公立医院等国家安全网医院免费获得救助。因此，从社会保障扶持弱势群体、责任权利对等原则来看，美国现行医疗体制存在很多我国医改可以借鉴的地方。

三　德国大型公立医院治理

传统上德国门诊服务和住院服务是分开的，除大学医院设有门诊部外，医院大多只注重提供住院服务。患者在接受医院治疗之前，必须持有负责门急诊服务的开业医师转诊说明，否则不能领取疾病津贴。按所有制性质不同，德国医院在类型上分为公立医院、私立非营利性医院和私立营利性医院。其中，公立医院由联邦和州政府举办，虽然数量只占到医院总数 2000 多家的 1/3，病床数却能占到全国总病床数的一半以上。在德国按人口数建立的区域医院服务四级体系中，最高一层的特级医院（主要为大学教学医院）和第二层的中心医院，服务人口分别在 120 万—150 万人和 40 万—50 万人，病床数也分别在 1500 床和 1000 床，规模上都可以列入大型公立医院之类①。

---

① Ole Doering、王卉等：《德国卫生保健体系改革及相关伦理问题简析》，《医学与哲学》2007 年第 10 期。

　　德国公立医院的费用补偿主要由两大部分组成：医院的基本建设、设备等来自各州财政，但需提前呈报州有关部门，列入州整体医院建设计划才能得到补偿；日常运营经费则主要来自疾病基金，以总额预算形式支付，具体通过疾病基金组织与医院谈判确定，用以支付医院工作人员工资及其他支出。大型公立医院的高年资医生大多数都非全职固定在一家医院，以州为单位进行执业注册后同时在其他中小医院兼职。

　　医院运营对服务收入的依赖以及由医保方付费的强制性健康保险制度，医院运营效率低下、医疗费用控制不力已成为多年来德国公立医院改革一直关注的问题。20世纪初改革的重点被确定为实行医院自治甚至是公司化管理，方法就是医院产权制度改革和实行董事会监督下的首席执行官负责制。医院所有权仍归各级地方政府，但董事会的组成由政府提名的代表、居民代表和医院管理者、医生共同组成。医院工作人员的聘用方式为终身合同制与短期合同制相结合，以固定薪酬为主。院内行政管理与医疗业务管理相对独立，且皆为专业从事管理的人员。

　　政府对公立医院的管理还体现在以下几个方面：一是通过社会健康保险法、医院筹资法、医院价格条例等法律制度，以间接的方式来规范和约束医院医疗服务活动。二是严格规范的医院设置和分级管理制度。医院设立必须符合政府区域卫生规划，并根据服务需要、医院规模、设备条件、技术力量统一安排划定医院等级。三是间接性的价格管制机制。由于医疗服务价格由医院协会和疾病基金会谈判确定，通过开放疾病基金组织允许投保人自由选择，鼓励基金组织重组发挥规模优势，支持保费竞争等方式，加强付费方力量，实行间接性医疗服务价格管制。

　　同时，在监管机制上强调非政府机构社团的作用。代表保险机构的疾病基金联盟（AOK）、代表医院的医院联盟（GMA）、代表医生的医生联盟（DKG）以及代表公众的工会组织等，分别代表各自的利益及加强对本行业的监控，如医师协会对医师兼职的批准、医患纠纷的解决，医院协会在医疗价格及相关问题上的谈判。而政府只要通过加强立法和对社团行为的监控，即能有效地管理。

2003 年德国卫生总费用占 GDP 的 11.1%，其中医院服务支出占到 1/3 左右。但这是在并未建立严格初级医疗"守门人"制度，患者就医自由相对保证的基础上实现的。且从整个医疗系统费用不足 2% 的年均增长速度来看，通过不断改革与重构这种政府与市场有机结合的管制模式，在较好地实现了医疗服务领域相对公平，保证了医疗服务相对的高质量、高水平的同时，医疗费用方面也能得到有效控制。这就不难解释为什么它能超越意识形态、文化传统、社会发展阶段的限制，100 多个国家先后仿效并形成一种医疗模式的原因了。

四 新加坡大型公立医院治理

新加坡医疗卫生供给为公立和私营双元混合体制，初级卫生保健主要由私立机构提供，医院服务主要由公立医院供给。2000 年全国 13 家公立医院共设 9556 张床位，占全国医院床位总数的 81%，其中包括新加坡总医院、国立大学医院 2 所国家三级医院①。

新加坡公立医院的费用补偿 60% 来自政府补助，40% 为病人付费。其中，政府补助并非简单的财政划拨，而是以分层定价的收费价格有针对性地补助有需要的病人。如依据不同级别床位，实行 0—80% 跨度较大的差异补贴；依据 667 种诊断相关标准，按病种每日补贴。同时，允许医院通过开设高收费病房增加收入（严格控制 A 和 B1 病床比例）。公立医院医生一般获得固定的薪水收入，但那些有着沉重的临床工作负荷的医生可以选择以他们的临床账单为依据的激励性收入机制。

在管理体制上，1987 年起按私法成立保健公司，以国有民营（国家为唯一股东）的方式对绝大部分公立医院进行改造。由政府任命各方面代表组成公司董事会，负责制定医院的发展规划、方针和政策，审批收费标准和大型设备、基建项目的经费使用等，任命医院行政总监（院长）全面管理医院。医院获得对员工定期晋级、加薪、

---

① 毛阿燕、雷海潮：《新加坡卫生服务体系概述》，《中国卫生政策》2002 年第 7 期。

财务收支等的管理自主权。在医院实行行政与业务双重管理制度，医院层面以卫生行政管理人员为主，在科室层面除业务专家负责人外，再配备一名行政人员负责日常工作。为克服医疗服务分散割裂的问题，又在 1999 年以新加坡总院 SGH 和国立大学医院 NUH 为龙头，采取纵向一体化的模式把全国公立医疗机构重组为两个医疗服务集团。在集团内部资源共享、强化协作配合，达成规模经济效应，减少资源重叠浪费，将单个医院之间的激烈竞争转变为医院群的有序竞争，更好地实现规划和资源的最佳调配。

政府对医院的管理还体现在：一是服务定价权授予医院，但实行收入总量控制。在考虑通货膨胀、服务量增加和医疗技术进展的情况下，对医院收入超出封顶部分纳入国库。二是规定医院床位的总量及等级比例，控制医院专科设置及新技术引进。三是引入商业会计制度，增强医院成本核算意识，提高遵守财务纪律的自律度和责任感。四是要求公立医院公布一般情况和程序中的账单平均金额。五是要求公立医院参加美国马里兰州的品质指标计划，达到甚至超过国家和国际标准以提高医院绩效。

长期以来，新加坡卫生总费用一直控制在 GDP 的 4% 以下，处于经合组织国家最低水平，但医疗成效与健康水平却处于世界先进水平。

五　加拿大大型公立医院治理

加拿大的医疗服务体系构成具有多元化的特征。在层次上，初级与二、三级医疗服务划分明确，与英国类似家庭医生严格履行着医疗服务守门人的职责；在构成上，既有与美国类似专门服务于现役军人、退伍军人、原住民等的联邦公立医院，但更大部分却是面向居民服务的省或地方卫生署控制的地方公立医院，以及一小部分不以营利为目的的私立医院（主要是宗教机构举办）。按级别划分，则主要有大学医院和省综合医院、地区医院及社区医院这三种基本类型。其中，大学医院和省一级综合医院，科类齐全、技术装备较先进，主要担负教学研究任务及处理各类复杂、疑难、危重病人，通常规模较大①。

公立医院费用补偿中，运营收入主要来源于省政府主办的公立医疗保险，通常采用总额预付制支付，据统计可达86%—93%，其余为患者自付以及商业医疗保险；设施设备等资本投资主要来源是省或地方政府，也包括部分社会大额捐赠和少量联邦项目补贴。公立医院医生大多不属于国家公职人员，和医院只存在业务协作关系，而不存在经济关系，其工资根据看病人的账单直接由政府开支。

在管理体制上，省卫生管理部门控制着大部分的卫生资源，每年负责与本省医疗协会进行协商谈判，以制定合理的医疗服务价格，控制医疗卫生机构的支出水平及医院的年度总额预算。医院内部董事会的人选上，通常1/3由政府指定，2/3通过选举产生，且都没有任何报酬。董事会负责任命医院管理层，董事会成员以分别参加下设若干功能委员会的方式为医院服务。董事会和医院行政管理班子绝大多数具有MBA和其他社会科学、人文科学背景。

特别值得一提的还包括医师协会在医生行业准入、医疗纠纷处理方面发挥的主导作用，非营利性第三方研究机构对医院行业服务信用和经费使用效益评估结果的及时公开公布等社会外部监管对公立医院治理所起到的推动作用。

目前加拿大投入卫生保健的费用占整个国家GDP的比例不足10%，但医院服务存在等待时间过长、推诿服务需要量多的病人等情况。

六　墨西哥大型公立医院治理

墨西哥的医疗服务体系按照条块分割包括公立医院、社会保障部门所属医院和私人医疗服务提供者。其中，公立医院以及社会保障部门所属医院在全国近4000家医院中所占比例不到30%，但床位数却占到总床位数的70%以上，医院规模一般都较大。公立医院由联邦

---

① 李国鸿：《加拿大医疗服务体系研究与启示》，《国外医学》（卫生经济分册）2008年第1期。

和州政府所有，主要服务于低收入人群和无任何医疗保障的人群。社会保障部门所属医院则主要服务于有保险的人群，包括正式部门的工作人员、公务员及他们的家属①。

在三级医疗服务体系中，各州的专科医院及国家卫生研究院中的专科医院、联邦转诊医院等提供全面的专科服务，一般规模较大。墨西哥建立大众健康保险（Popular Health Insurance，PHI）之后，在大型公立医院的费用补偿中固定成本部分按照传统预算方式拨款，日常运营变动成本则按照病例付费。由于实行的是医疗服务筹资与服务提供分开的政策，医院管理、医保付费、服务监督分别由卫生部下属不同机构办理，责任划分明确。所有的患者都可以到公立、私立或社会保障部门所属任何一家医院看病，但收取费用会因为参加保险类型不同而有所差别。

在管理体制上，公立医院或社会保障部门所属医院的几乎所有投入和资金管理职能，都由联邦和州政府通过预算手段来管理，医院管理人员没有或很少有决策自主权，仅局限于医疗消耗品购买。医院可以保留部分非预算性收益，但占总收入比例较低。

2000年开始的墨西哥医改取得了很大成绩：一是医疗卫生支出占全国GDP的比重已由2000年的5.7%升至2006年的6.8%；二是最贫困人口中拥有医保者的比例从7%增至55%；三是政府公共资金投入的公平性也有明显改善，对有保障人群的投入与无保障人群投入的比重从原来的2.3∶1下降到1.1∶1。但存在的问题也同样难以解决，如经济增长速度缓慢使政府对大众健康保险制度的支持难以为继，参保类型不同的人群间特别是大众健康保险待遇，与私立部门工薪族及其家属被社会保障制度（the Mexican Social Security Institute，IMSS）、联邦和州公务员社会服务与保障制度（the Mexican Social Security and Services Institute，ISSSTE）相比有不少差距，导致这三者不能并轨，卫生服务的公平性差异依然巨大，条块分割的管理费用也耗费过多。

---

① 肖月、刘寅：《墨西哥卫生体制改革及其启示》，《卫生软科学》2008年第2期。

七 印度大型公立医院治理

印度的医疗卫生服务体系由公共医疗体系、农村医疗网络和私人医疗机构三部分组成，其中公共医疗体系和农村医疗网络提供免费医疗服务。尤其是公立医院面向所有国民免费开放，提供基础性的医疗服务。印度的公立医院按照规模和功能分为三级四等，其中三级医院一般是大型综合性医院和医学院的教学医院，设置 300—1500 张病床，接受二级医院的转诊或少量一级医院的直接转诊。但实际上由于转诊制度的不完善，通常情况下大医院都是人满为患[①]。

印度卫生服务筹资体制沿袭和借鉴了英国体系，以一般税收作为主要筹资形式，由政府直接举办公立医院和基层医疗服务机构，注重医疗服务的供方建设和管理，制定了各级公立医疗机构必须提供的公共卫生服务和基本医疗服务的项目，确保在化验、检查和治疗等方面有最基本装备水平和适宜技术，制定了包括 265 种药物的基本药物目录向患者免费提供。

由于二、三级医院的建设发展、日常运转经费都由州政府承担，医生作为政府雇员领取固定工资，其收入也是根据工作表现决定的，因此医院没有提高医疗收费和增加患者负担的内在动力。但也因此导致医患双方都缺乏经济上的责任感，服务质量不高，管理效率低下。再加上公共资金缺乏，当公立医院无法完全满足医疗卫生需求时，大部分人包括穷人会通过个人支付从私人医疗系统获取服务。实际上，占医院总数的 58.0%、床位的 29.0% 的印度私立医疗机构承担了 82.0% 的门诊服务、56.0% 的住院病人。由于个人支付占医疗支出的 80% 以上，印度成为世界上实行免费医疗但患者自付比例最高的国家之一。

近年来，印度对公立医院也进行了改革，希望通过管理松绑、增强自治，特别是允许向病人收费，并适当增加医院在使用收益用作设

[①] 石光、雷海潮：《印度卫生保健体制概况：印度卫生保健体制考察报告之一》，《中国卫生经济》2008 年第 8 期。

备维修、添置等方面的自主权。但实际上，医院创收收支两条线管理和医院自主权较低（如超过 500 卢比就要报批），医院和医生缺乏管理上的积极性和主动性，收费随意性大（不参照成本、没有合理的预算计划、不作定期审核），对穷人的减免政策没有明确标准，反倒让那些不该免费的特权阶层享受了免费待遇。

第三节　有关国家大型公立医院治理模式比较

从国际卫生体制发展历程和改革经验来看，医疗卫生与经济发展具有较强的相关性。在不同的发展阶段所有国家都有着类似的卫生保健目标，都经历了从无到有、由低到高的发展历程。社会经济发展处于初起阶段的国家，现代社会架构尚未形成，国家统一管理下的社会自我治理机制尚不完善，"保基本、广覆盖"满足国民基本医疗服务需求是当前要务，大型公立医院一般都难以达到政府最初分级诊疗的设计构想，大多体现为服务供给不足、管理效率低下、人满为患；而社会经济发展到一定程度的国家，现代社会组织相对成熟，"人人享有卫生保健"深入人心，如何通过现代治理结构构建和治理机制设计，更好地利用大型公立医院相关利益群体的主动性、积极性，发挥其自我调整适应能力，提高服务质量、管理效率就成为改革重点。

一　功能定位比较

通过各国大型公立医院的功能定位比较（见表 4 - 1），可以发现：一是尽管公立医院在国家医疗卫生服务体系中的地位不同，有的绝对主导，有的与社会办医平分秋色，但由国家举办定位于疑难病症诊治和临床科研、人才培养、紧急救治的大型公立医院，弥补市场有效供给不足，却是现代世界大多数国家普遍采取的做法；二是患者到作为社会稀缺资源的大型公立医院就诊，一般都需要下一级医疗机构转诊，排队等待（院外或院内）时间长是多发现象，而这也是"看病不贵"或"公平获得看病机会"需要支付的必然对价。

表 4-1   有关国家大型公立医院的功能定位比较

国别	医院类型	服务目标	就医途径	公立医院地位
英国	大区或大区以上医院、大学附属教学医院	脑外科手术、脏器移植、肾病肿瘤治疗等专业化服务	二级医院专科医生转诊	占医院总数95%以上
美国	多为著名医学校的教学医院	退伍军人、土著居民等特定对象，或保证老人、穷人等弱势群体的医疗卫生需求	无须转诊预约，患者拥有较大的就医选择权	占医院总数的25%—30%，但大型医院数量极少
德国	医院四级体系中最高的特级医院（多为大学教学医院）和次高的中心医院	大多只提供专科化的住院服务而不提供门诊	患者须持有负责门急诊服务的开业医师转诊说明	占医院总数的1/3，病床数却占全国总病床数的1/2以上
新加坡	新加坡总院、国立大学医院分别为两个国有医疗服务集团核心	疑难或需综合治疗的疾病	地区综合医院和国家专科医疗中心转诊	医院服务主要由公立医院供给，占全国医院床位总数的81%
加拿大	大学医院和省一级综合医院	各类复杂、疑难危重病人	专科医生转诊预约	占医院和病床总数比例均为90%左右
墨西哥	各州专科医院及国家卫生研究院中的专科医院、联邦转诊医院	提供全面专科医疗服务，但按照参加保险类型不同，条块分割严重	患者拥有较大的就医选择权	占医院总数不到30%，床位数却占总数的70%以上
印度	邦（邦联区）医院和医学院的教学医院	任何国民，甚至是外国人	接受二级医院转诊或少量一级医院直接转诊，但不严格转诊	占医院总数的40%左右，医生数的20%左右，床位数的70%

二 费用补偿比较

通过各国大型公立医院的费用补偿比较（见表4-2），可以发现：一是各国的大型公立医院都会从以税收为基础的各级政府财政获得数额不等的拨款；二是一部分国家会明确财政拨款用途，严格按计划补偿于医院发展所需设施设备等固定成本，而日常运营消耗所需的变动成本补偿则主要靠与保险机构的谈判获得，且多以总额控制方式替代传统按服务项目补偿，如德、加、墨等国；三是一部分国家虽在费用补偿方面不作成本区分，但会适当引入市场机制，通过增加公立医院之间的竞争，强化医院提供医疗服务的主动性、服务质量、运营效率，如英、新加坡等国；四是为更高效利用大型医院高水平医师宝贵资源（当然也有行医传统方式的影响），对医师的补偿除领取固定薪水之外，发达国家一般会采用更加灵活的方式，在得到许可情况下获得医院外服务收入；五是公立医院决策层和管理层中，董事会成员一般不会获得额外报酬以保证决策不受个人经济利益影响，而管理层大多按绩效获得收入则能更好地激励其执行董事会决策的作用。

表4-2　　　　有关国家大型公立医院的费用补偿比较

国别	医院层面				个人层面	
	固定成本		变动成本		医生	管理者
	来源	补偿方式	来源	补偿方式		
英国	国家税收为主	年度财政预算，通过初级医疗组以合同方式向医院购买服务	不做固定成本与可变成本区分		按月领取固定工资，但在上缴所得前提下允许获得院外私人执业收入	董事会成员无报酬，管理层根据合同按绩效获得收入

续表

国别	医院层面				个人层面	
	固定成本		变动成本		医生	管理者
	来源	补偿方式	来源	补偿方式		
美国	政府拨款、服务收费	政府常规拨款、特别拨款、公立医疗专项税收、联邦政府慈善医疗补贴；医疗服务收入	不做固定成本与可变成本区分		多非医院雇员，按签约合同结算，院外服务收入与医院无关	董事会成员无报酬，管理层根据合同按绩效获得收入
德国	各州财政	提前呈报，列入计划后划拨	社会医疗保险（疾病基金）	疾病基金组织与医院谈判以总额预算形式支付	领取固定薪水，但高年资医生进行执业注册后可在院外兼职	董事会成员无报酬，管理层根据合同按绩效获得收入
新加坡	政府补助、服务收费、特需服务	按病种给予政府补贴；将床位补贴补给患者；允许高收费病房	不做固定成本与可变成本区分		获得固定薪水，但可以选择激励性收入机制	管理层根据合同按绩效获得收入
加拿大	政府拨款、社会大额捐赠	提前呈报，列入计划后划拨；社会慈善捐助	省政府主办的公立医疗保险	保险机构谈判后的总额预付制支付	大多非医院雇员，工资根据病人的账单直接由政府开支	董事会成员无报酬，管理层根据合同按绩效获得收入
墨西哥	联邦和州政府财政	预算严格控制	PHI、ISSSTE、IMSS 等保险机构	根据有差异的标准按病例支付	领取固定薪水	领取固定薪水
印度	国家税收为主	联邦和州政府划拨	不做固定成本与可变成本区分		领取固定薪水	领取固定薪水

　　注：1. 固定成本包括医院设施设备建设购买等，可变成本包括人员劳动成本、日常运营消耗等；

　　2. 美国、加拿大两部分主要指州或地方医院，而非联邦医院。

三　管理体制比较

通过各国大型公立医院的管理体制比较（见表4－3），可以发现：一是发达国家大型公立医院的历史经验表明，成立董事会履行出资人管理职能，既赋予了公立医院相当的管理自主权，又解决了简单放权让利导致的委托代理问题恶化，还可以避免多委托人带来的信息共享、协调合作难题；二是以法人治理代替直接管理之后，政府应更多地使用间接方式管理，如服务限制、预算控制、价格管制、信息公开等宏观规制手段；三是区域型医疗联合体的出现，可以对医疗资源整合、提高医疗质量、控制节约费用等起到促进作用；四是公立医院董事会都由政府主导成立以体现政府意志，但成员构成中社区和患者代表的参与同样重要；五是医师居于医疗服务核心地位、具有强专业性的特点是发达国家医疗业务与行政管理分开管理的重要原因之一；六是医学会、医院协会等社会专业机构通过评价表彰、行业自治、学术研讨等措施，可以作为政府工作的助手和社会群体的利益代言人积极涉入医院外部监督评价，起到填补政府从"全能"转变为"有限"后所留下的管理缝隙作用。

表4－3　　　　　有关国家大型公立医院的管理体制比较

国别	政府与医院的关系	医院与其他医疗机构的关系	医院内部		医院与专业机构的关系
			出资人管理	对医师的管理	
英国	管办分离，分别由 NICE 对服务质量、国家审计办公室和 NHS 审计委员会对服务效率进行监管	医院、救护车队、社区医疗机构组成法人实体	政府主导下成立含社区代表参与的董事会	医师组织与医院管理者分开管理	皇家医学会、NHS 诉讼委员会等积极参与院外监管

国别	政府与医院的关系	医院与其他医疗机构的关系	医院内部		医院与专业机构的关系
			出资人管理	对医师的管理	
美国	政府通过董事会的人事任命、财政拨款等手段间接控制	各自为政，充分竞争	政府主导成立含社会各界和医院主要工作人员群体的董事会	医师按照医师协会规章制度自主管理	美国医院协会控制质量；保险公司、健康维持组织（HMO）控制费用等
德国	通过医院设置和分级管理制度、间接性的价格管制机制进行间接管理	各自为政，充分竞争	政府主导成立含居民代表和医院主要工作人员群体的董事会	医疗业务管理与院内行政管理相对独立	疾病基金联盟、医院联盟、医生联盟、工会组织代表各自的利益参与监管
新加坡	按私法成立保健公司，通过控制收入总量、床位总量比例，引入商业会计制度，增强公开透明度进行间接管理	采取纵向一体化的模式将医院间竞争转变为医院群竞争	政府任命各方面代表组成公司董事会	行政与业务双重管理制度，科室层面配备专职行政人员	—
加拿大	省卫生管理部门控制年度总额预算	—	董事会人选1/3由政府指定，2/3由选举产生	通过服务合同管理	医师协会在医生行业准入、医疗纠纷处理等方面有主导作用
墨西哥	政府全面管理	—	医院几乎没有自主权	—	—
印度	政府全面管理	—	医院没有自主权	—	—

四　服务效能比较

通过各国大型公立医院的服务效能比较（见表 4 - 4），可以发现：一是赴大型公立医院就诊前，患者有较大自由选择权的各国（如美、德），卫生服务供给相对充足，但国家花在医疗卫生领域的费用也相对较多，而患者就医自由选择权受到严格控制的各国（如英、加），国家医疗费用控制较好，但通常院外排队等待时间较长，即从国家角度看，患者就医自由和医疗体系反应性常常是与国家医疗费用控制很难兼得的目标；二是各国大型公立医院就诊费用补偿中，直接由患者承担的部分都非常少，即"看病不贵"，但患者完全免费并非一定会得到患者利益最大化（如印度）；三是实行严格转诊的各国，弱势群体在获得大型公立医院服务方面相对平等，相反患者自由选择保障较好的各国，不同群体在卫生保健平等获取方面会有所差别，但一般会通过特殊保障机制保障弱势群体就医权利；四是各国大型公立医院服务质量一般都会较高，但当受到政策限制或缺乏竞争动力时，服务质量就难以得到保证（如美、印度）。

表4－4　　　　　有关国家大型公立医院的服务效能比较

国别	患者自由选择	费用支出			弱势群体保障	服务质量
		国家卫生费用GDP占比（%）	患者	国家/保险机构		
英国	逐级严格转诊，等待时间长	7.7	非常少	绝大部分	相对平等	高
美国	无须转诊，自由选择余地大	14.6	有无保险覆盖存在较大差异	提供基本保障	一般	—
德国	转诊，但有相当的自由选择余地	10.9	较少	大部分	相对平等	高
新加坡	转诊，有一定的选择自由	4.3	一定量	按床位等级补助	提供专门"保健基金"	高
加拿大	严格转诊，等待时间长	9.6	非常少	绝大部分	相对平等	高
墨西哥	*	6.1	不同保险覆盖存在一定差异	提供基本保障	较高	—

国别	患者自由选择	费用支出			弱势群体保障	服务质量
		国家卫生费用GDP占比（％）	患者	国家/保险机构		
印度	转诊不严格，等待时间长	6.1	完全免费	全部	提供基本保障	一般得不到保障

注：1. ＊墨西哥的患者是否需转诊未找到相关文献。

2. 国家卫生总费用 GDP 占比为 2002 年数据。

小　　结

　　大型公立医院的出现既不是医疗服务市场竞争兼并的产物，也不是某种社会制度优越性的体现，而是 20 世纪世界经济发展、社会文明提高的人类共同财富。其在承担疑难病症诊治、临床科学研究、医学人才培养、突发事件应急等社会职能方面独具优势的同时，也体现出超乎普通医疗机构和其他行业同规模组织的治理难度。对不同保健模式代表国家比较研究表明，虽然各国大型公立医院的所有权都明确归属国家，日常运营也都维持公共筹资前提，但采取何种治理模式，能取得怎样的治理效果，不仅受到经济发展水平、社会成熟程度等"硬件"的约束，还与政府执政理念、国民价值取向、历史文化传统等"软件"息息相关。

　　从治理结构构成上看，相对于发展中国家大多由政府行政机构进行"一元治理"，经济发展水平和社会成熟程度都较高的发达国家，其治理结构则显得相对复杂：一是医院内部，强调一方面通过建立多元利益代表参与下的法人治理结构，既明确了出资人决策和监管职能，解决了多委托人委托代理问题，又实现了公民或社区参与治理途径，有效缩短了委托代理链条；另一方面医院经营者与董（理）事会、行政管理与医疗业务之间权限清晰的政事分开，也有效推动了医院管理的专业化、职业化，保证了自主权扩大后医院运营效率的提高。二是医院外部，大部分国家采取有限政府、服务政府的思路，按照分权制衡原则，对围绕公立医院治理的权力划分进行重构，在积极调动非政府医学专业组织、医疗行业组织、医疗保险机构等第三方参与治理的同时，引导大型公立医院与其他医疗机构之间以分工协作代替竞争。

从治理机制作用发挥上看，相对于发展中国家的政府对大型公立医院人、财、物的直接管理和大小事权的全面控制，经济发展水平和社会成熟程度都较高的发达国家的治理机制和手段显得更为丰富：一是医院内部，建立以董（理）事会为平台的利益表达、协调、实现机制，通过强调社会责任和绩效管理，达成对医院管理者、医务人员的激励约束；二是医院外部，通过管办分开将政府直接管理转变为间接规制，强调服务限制、预算控制、价格管制、信息公开等宏观控制手段的使用，并在医院费用补偿领域适当引入各种市场竞争机制，提高大型公立医院的工作效率和服务质量。

从治理模式产生的初始条件上看，发达国家之所以具有系统相对成熟、手段更为丰富的治理模式，首先，决定于经济发展达到一定水平，各类型医疗机构社会分工日益明确，大型公立医院只需专门承担疑难病症诊治、临床科学研究、医学人才培养、突发事件应急等社会职能，而可以脱离基本医疗服务之后，社会公众对大型公立医院提供服务数量、质量、效率的更高要求所激发的。其次，积极介入大型公立医院治理，对利益相关方的参与意愿和参与能力都有相当高的要求，在发达国家不但结构性较强的市场活动组织（如医院、药械厂商）具备以上条件，就连原本统一诉求较难凝聚、组织较为松散的普通民众，也因具有较强的公共事务治理参与意识和传统，可以通过适宜途径较低成本地参与公共事物的共同治理。再次，国民价值取向、历史文化传统也会严重影响治理模式的形成。比如新加坡特殊模式的形成，就不但有服务规模相对较小、灵活性优势明显、廉洁高效的精英主义政府和高素质的公共管理人才等原因，更与儒教传统等级观念浓厚、家长式理念作风有着密切关系，而这一切在自由平等意识强烈的西方发达国家显然都是不适用的。最后，大型公立医院治理是公共部门的改革问题，可改革对象其实不应落在公立医院，而应是改革政府对大型公立医院的治理。因此，政府秉持什么样的执政理念会产生很大区别："全能政府"实行一元治理，通常从内到外包办社会一切事务；强调多元参与、协同治理的"有限政府"，则是当今世界公共管理的主要趋势。

能称之为保健模式代表的国家，其大型公立医院治理模式没有一个是一次性完成的。虽然难免会存在一定的路径依赖，但政府的主导作用无不是各自模式形成最强大的推动力。从治理结构搭建，到治理机制发挥作用，离开了政府的主导推动和背书确认，探索同时符合本国国情和世界发展潮流的大型公立医院治理模式几无可能。不能超越社会、经济的发展阶段，但也不能长期滞后于社会、经济的发展水平，究竟走什么样的治理之道，我国又能从世界先进国家那里作何借鉴，是一个需要深思熟虑的问题。

第五章

+·+·+·+·+·+

我国公立医院改革历史演进研究

以史为鉴，可以贻鉴将来。针对过去曾经出现且未来仍会反复发生，照搬前人解决之策就可轻松应对的事情，萧规曹随无疑是上上之策。但吊诡之处在于，与古希腊哲学家赫拉克利特（Heraclitus）"人不能两次踏进同一条河流"的著名命题一样，历史总是永不停歇向前发展的。尤其百年前进入"三千年未有之大变局"之后，以中国社会变化之迅速之剧烈之广阔，简单复制前人经验就能无往不利，已成痴人说梦。就像针对当前"看病难、看病贵"问题，完全复原毛泽东主席 20 世纪 60 年代中期"六二六"指示关于"把医疗卫生工作的重点放到农村去"的具体举措，在 21 世纪的今天不可避免地会出现时移世易、水土不服一样，探寻当前公立医院改革遭遇种种问题的现实解决之道，也必须建立在从"平面周而复始"到"立体螺旋前进"的历史唯物主义基础之上。对公立医院发展历史演进进行深入的比较分析，目的不是对以往经验的照搬照抄，更不是空发思古之幽情。以史为鉴，明得失、知兴替，最大限度借鉴前人处理问题的思路逻辑和处事原则，将其转化为后人的改革智慧，达到以资治道的目的，才是研究公立医院改革发展历史演进的应有之义。

第一节　医院基因里的"公"成分

医院一词在拉丁文 hospes 中的原意是"客人"，含有供人避难、使来者舒适的意思，隐含招待的概念，后来延伸为寺院、修道院等宗教机构举办，专为接待穷苦人家进行救济的场所。迟至 16 世纪，医院作为"治疗和护理机构"的今义用法才正式出现，并逐渐稳定成为收容和治疗病人专门机构的专有名词。鉴于向特定生理病理状态的人提供诊断、治疗、护理、康复等医疗服务为主要社会职责，医院不管是在断断续续出现的古代，还是零星散布于重要都市的近代，乃至遍布世界城乡的现代，其发展历史中的"公"成分就像镶嵌在遗传性状里的基因，始终彰显着人类社会借助组织手段，行救死扶伤、扶危济困之慈善功能的健康理念。

一 经验医学时期（15 世纪前）古代医院的宗教慈善救济

医药知识起源于人类集体经验的不断累积。在古代经验医学时期，囿于生产力、科学技术及世界观的限制，人们尚不能准确认识疾病的真正原因，对器官以下各层次进行细节把握，一般主要采用整体观察的方法对人体生命和疾病机制进行认识。而单纯依靠现象描述、猜测性思辨和经验总结来完成对疾病变化的逻辑推理，不可避免地就会在疾病机制认识上附随大量主观臆测。或是把疾病现象归为鬼神作祟，或是从朴素唯物观出发坚持人体整体统一性，要求医生不要妨碍病理变化的"自然"过程，提倡患者主要依靠生理机能自我调节实现自愈，就成为经验医学时期最为主流的治疗原则。在神秘色彩浓厚的天定命运学说指导之下，古代经验医学尽管具有很强的经验性、实用性和一定科学性，但宗教与非宗教的经验医学混杂，极大阻碍了对人体生命活动和病理过程的科学揭示，几千年间医学进步极其有限。

（一）世界范围的古代医院

受经验医学时期主流治疗原则影响，在寓医、坐堂、游医等个体行医为医疗形式主流的古代经验医学时期，病人求医后通常会返回家庭休养，很少出现家属将患者完全交托给陌生人（即使是具备医疗或宗教社会身份）照护的现象。或是出于传染病、麻风病人的隔离需要，或是出于对军队受伤者、社会残疾人员以及其他贫困人员的社会收容目的，经验医学时期的古代医院只能起到有益补充个体行医的社会功用。只是作为照顾社会底层病人的社区中心，主要体现显著的隔离与慈善性质。

从公元前 600 年古印度收容看病患者的医院雏形，到公元 4 世纪西欧大量出现隶属于修道院的教会医院，乃至 1204 年建于罗马、鼎盛时期病床上百的圣灵医院（Hospital of the Holy Ghost），一般都表现为数量少、规模小、不固定、条件差等总体特征。西方中世纪时期的古代医院一般由教士和修女完成患者照料工作，其中包含了相当比例的现代护理雏形，但医院更为基本功能却是在从事宗教活动过程中，向穷人提供慈善和福利服务，尤其是提供食物、避难所、礼拜堂、祷告以及护理。不向患者家属收取费用，而医院运营资源投入难以保证无忧的前提下，只能常常以浓厚的宗教色彩承担慈善救济的社会功能。

（二）我国古代医院

相比较而言，作为世界上较早形成中央集权和大一统社会观的国家，我国历代中央政府除在宫廷内设置太医院旨在为皇帝及皇室人员提供医疗保健服务外，围绕平民百姓社会医疗卫生需求，由政府以"公权力"形式主动承担慈善救济社会功能的趋势，沿汉唐以降却尤为明显，并在宋代达到高峰。据《汉书·平帝纪》记载"元始二年，旱蝗，民疾疫者，舍空邸第，为置医药"，政府集中医工（医生）专门划地建房，免费配备医生、药物，集中隔离治疗瘟疫患者。北魏孝文帝在洛阳设"别坊"供百姓就医之用，隋代设"病人坊"收容麻风病人，唐代在长安、洛阳两京之地设有"患坊、悲日院、将理院"收容贫穷的残疾人和乞丐等，官修正史皆有关于官办机构对平民百姓实施医疗福利制度的记载。到了历史上以"济世仁民、宣扬仁政"思想治国的两宋，由国家来维护民众健康的传统得以进一步发展：中央政府试图通过建立为数众多的医疗救济机构，并划拨专门钱粮予以经费支持的方式，在全国各地编织较为系统的医疗组织体系网络，借以达到强化"宣扬仁政、救治灾害、安抚民心和维护社会稳定"的统治效果。在医疗服务方面，在地方建有大量为贫民百姓服务的医疗救济机构、临时医院和慈善机构，像是京城汴梁四郊的官办慈善医院，以佛家"三佛田"之说取名"福田院"，每年专拨经费五千贯，用来收养老人、病人和乞丐①；在医疗管理方面，除中央设立翰林医官院"掌供奉医药及承诏视疗众疾之事"之外，在地方设立州县医学和驻泊医官（三京七人、帅府六人、上州四人、中州三人、下州三人、偏远地方两人），负责地方军队和民众疾病救治②；在医学教育方面，政府将其归入国子监，并用科举三舍法征招良医（上等生在京师从事医学博士正录，中等登仕郎赴外州大藩医学教授，下等将仕郎赴诸州军医学教授），在地方州县积极推行医学教育；在药政管理方面，针对药商操纵、供应不稳、时有假药等弊端，王安石通过市易法使国家掌控药品买卖，设立类似于门诊部的机构（和剂局、尚药局、惠民药局等），为老百姓提供质量稳定但价格低廉（比市价便宜三分之一）的官造熟药，甚至外地病人还可以通过寄信方式得到诊疗，大大方便了普通老百姓③。

以上种种努力虽然最终"种下龙种，收获跳蚤"，既办事效率低下、组织臃肿、人员冗繁造成政府人力财力浪费，又往往会因官僚政府管理能力变成贪官敛财扰民的帮凶，但瑕不掩瑜。不仅由政府推动平民医疗标准化、提高医疗服务可及性的努力，在有宋一代从未间断，许多极具创意的政策，如审核接收人员、保障财务供给、制定诊疗细则、采取疫病隔离、施以急症救护、采用应季措施、奖惩管理人员、加强监督管理、建立配套机构等制度及措施，在提供正规医疗场所、有效治愈贫病人群、有为传播医学知识方面，还大大超越了"缺乏数目字管理"的时代水平，成为古代经验医学时期世界医院发展史上耀眼的一抹亮色。虽然明代之后，因治国哲学和统治理念变化，政府在提供"公立"医疗服务方面（或至少主观努力上）做了大幅度后撤，但围绕平民百姓社会医疗卫生需求的这些政策，却为后

---

① 杜菁：《宋代医疗福利制度研究》，博士学位论文，北京中医药大学，2016年，第146页。

② 陈元朋：《两宋的医事制度及其社会功能》，载梁其姿《面对疾病：传统中国社会的医疗观念与组织》，中国人民大学出版社2012年版，第130页。

③ 梁其姿：《面对疾病：传统中国社会的医疗观念与组织》，中国人民大学出版社2012年版，第129—139页。

世确立下传统和典范，为后世那些有"有为心"之人心向往之。

令人欣慰的是，尽管医疗基本技术尚未问世，医院也面临着临时性组织寿命短暂、经验性管理简单多变等现实状况，但从西方教堂影响下派生出来，直至今天仍被认为是医院区别于诊所、医务室等其他医疗卫生机构最重要的三个基本特征，获得了社会的一致认可并传承坚守了数千年：一是医院的服务原则。旨在帮助他人的服务观念是医院不同岗位工作人员完成任何工作时所必须坚守的指导原则。二是医院的服务对象。即医院提供的服务应该是普遍可得的，不因所处地理区域或经济支付能力而有所区别对待，必须要接受生病和受伤的所有的人。三是医院的服务形式。把病人安置在一个限定范围内接受医疗服务，与社会家庭作短暂区隔以求更快复原的做法形成了医院照料的监管特征。

二　实验医学时期（15—20 世纪上半叶）近代医院的体制权威象征

欧洲文艺复兴运动之后，由于资本主义大机器生产的需要，以力学和物理学为代表的近代科学获得了快速形成与发展。尤其是在英国著名唯物主义科学家培根的倡导之下，强调用"实验方法观察和分析个别现象，从中归纳推理一般认识"的实验分析方法去认识自然、了解世界，进一步加速了人们的思想变革和视野打开。也正是在这种分析性考察事物的方法论指导下，医学研究结束了"肉眼观察＋哲学思辨"的历史，开始运用解剖分析方法和实验分析方法，对人体内部构造、生理功能、疾病与组织的关系等问题进行深入探索。新的科学思想和研究方法不断产生，许多划时代的医学成果先后出现，人体解剖学、生理学、病理学、细菌学等相继建立。在诸如 16 世纪比利时医学家维萨里（Andreas Vesalius）的解剖学、17 世纪英国医学家威廉·哈维（William Harvey）的血液循环学说、18 世纪意大利解剖学家莫干尼（Morgagni）的器官病理学说、19 世纪法国微生物学家路易斯·巴斯德（Louis Pasteur）的病因细菌学说、德国病理学家阿尔贝托·魏尔啸（Alberto Virchow）的细胞病理学说等推动之下，人类对疾病认识完成了一个前所未有的飞跃——由整体的、器官的宏观层面深入组织的、细胞的微观层面。医学科学的思路方法由经验医学转变为实验医学，逐渐完成了与宗教神学的分离。临床医学也借助19世纪科学技术新发明的听诊器、叩诊、X射线以及实验室检测等仪器技术，摆脱了经验医学时代仅凭医生个体经验诊病的历史，步入了更趋客观化、科学化的实验医学时代。

（一）世界范围的近代医院

与之相应，经验医学时代的古代医院虽然在1000多年里也表现出逐渐发展的状态，但发展非常缓慢和不稳定，还不能成为完全科学意义上的医院。由于基督教义强调有责任向病人和穷人提供帮助，贵族、商人、手工艺行会甚或是自治城市的市政当局等非宗教界捐助者均习惯于在教堂附近，以教会医院的形式向那些不论患病与否的穷人提供食品和住宿。公元15世纪的西欧各重要城市几乎均能看到常设医院的痕迹。但这种医院的外在特征与向所在社区的社会底层群众提供福利服务的公共机构相比，几乎没有什么区别。医院话语权集中于教士和修女手中，对病人的"治疗"也主要是依靠宗教层面的心理暗示。而掌握一定医学知识和诊疗技术的医生，通常并非医院常规工作人员，他们来医院为病人服务完全建立在自愿基础上。不管是对于患者的治疗，还是对于医院的管理，医生并没有什么影响力。

随着欧洲文艺复兴运动特别是产业革命的到来，大量农村人口涌入城市并参与到非农的第二、三产业，人口急剧增长加速了都市化进程的同时，因城市居住条件、公共卫生设施的不完善，传染性疾病不断涌现并屡屡爆发，城市人口预期寿命甚至远低于农村人口。这样一些客观因素促进了近代医院的形成发展，城市医院数量迅速增加，组织医疗替代个体行医逐步在欧洲大城市中成为主要形式。另外，基督教改革之后，宗教势力对社会各个方面的影响全面退缩。面对财政资源的投入短缺和不稳定，左支右绌的教会医院逐渐缩小了服务人群范围——把医疗服务工作限制在仅向那些真正有病而且能够治疗的人上面。在医院宗教特征逐渐消退、非医学任务慢慢消失的同时，越来越多的医院开始被置于世俗政权控制之下，医院内部权力结构悄然发生着变化，拥有医学知识的医生影响力逐渐增加，拥有诊疗第一建议和最终决定权的地位，使他们最终获得了医院实质上的垄断地位。但实际上，在科技进步解决"止血、麻醉、感染"三大难题的 18 世纪之前，低水平的医疗服务实际上治愈不了什么疾病，医院的典型特征是肮脏的、不通风的、拥挤的。临床工作没有起码的卫生标准，受过训练的医生不能取得稳定的结果。在社会公众印象中，医院仅仅是底层群众等死的地方。真正完成从经验医学时代古代医院向近代医院的过渡，形成比较完整的院内医疗服务系统，还需要等待医疗技术手段和医院业务管理两个条件的逐步成熟，才能为近代医院的形成创造基本条件。

16 世纪下半叶开始陆续在生理学、病理学、微生物学以及诊断治疗技术等实验医学上取得的进展，为人类社会在 19 世纪末 20 世纪初即将到来的医学技术爆炸奠定了坚实基础，医院在由"医生主导"之后迎来了向着正规化发展的又一次蜕变。1889 年约翰霍普金斯医院（The Johns Hopkins Hospital）开设了第一个对如肺结核、白喉、霍乱等流行病致病源进行检测的临床实验室，1896 年 X 光射线第一次在医院被用来诊断疾病，1901 年 ABO 血型系统的发现使输血患者获得了基本的用血安全保障，1910 年改进成弦线电流计的心电图记录开创了在患者体表进行心血管疾病临床诊断的医院历史……在基本完善了消毒法之后，外科麻醉剂不断改进、青霉素发现以及随后发展的碘胺药等抗生素药物应用，为病人临床治疗提供了有效手段，近代医院开始在社会上以医疗技术中心的形态出现在历史的舞台。

与受物理诊断、临床试验、药物疗法及麻醉技术等医疗科学技术对于近代医院正规化发展所做的贡献相比，更为重要的是医院业务管理的逐步条理化——1803 年拿破仑（Napoleone Buonaparte）携法国资产阶级革命胜利之威，颁布了医学教育和医院卫生事业管理法律；在法国微生物学家巴斯德发现空气中存在微生物之后，1867 年英国外科医生李斯特（Joseph Lister）阐明了细菌与感染的关系，医院交叉感染在消毒灭菌措施之下逐步得到控制；近代护理创始人南丁格尔（Florence Nightingale）对护理工作和医院管理的改进以及青霉素等有效抗菌药物的问世，使医院的医疗服务和生活服务发生了巨大变化，医疗质量显著提高，病死率大幅度下降；1919 年美国 Hexner 向联邦政府提出建议"改进医学教育，建立医学教学体系"，据此开始的医学教育基本模式被各国广泛采用。西方近代医院功能逐步扩大，逐渐形成了医疗、教学、科研、预防相结合的格局。

（二）我国近代医院

我国近代医院发展总体上体现为宏观大环境的高度关联性，政府在医院统筹方面的作用发挥，既受到国家统治理念影响，同时也受到社会经济发展稳定的制约。如果按照政府在医院发展上的影响力和主动性发挥强弱划分，大概可以对我国近代医院发展做三阶段划分：

1. 明清时期的"国退民进"

国家作为医疗保健提供者的角色陡然扭转，其发展方向与同时代西欧相比形成巨大反差。中央不再像宋元时代把改善普通百姓的医疗卫生水平作为政府责任，朝廷对官办的医学救济和医学教育日益漠视。除了宫廷御医征选来自医户的子弟充任并为皇家和京官服务之外，地方官举医职的社会地位极低（如在县医官根本不入流），甚至连薪俸也不予保证。宋元时代作为常设药政机构的惠民药局普遍没落，至明清时期渐渐演变为遇疫灾时才运作的临时救济机构。当国家角色在老百姓医疗服务需求领域重要性下降的时候，明清时代有组织的活跃的民间力量开始兴起，主要由富裕都市精英尤其是繁荣地区地方士绅开始接管政府撒手的职责，部分地补偿了政府的消极表现①。如《归南快录》记载，明代退官归乡的绍兴士绅祁彪佳 1641 年在当地寺庙设立病坊，延聘 12 名轮值医生专门收容春天生病的流民，曾救活了不少人。但由于财力限制和持续性资源投入困难，抑或主脑人无意在国家权力力所不逮的领域以慈善活动的形式发挥社会影响力的多重目的，近代医院很难在中国地方民间医疗组织基础之上完成进化而产生。

---

① 梁其姿：《面对疾病：传统中国社会的医疗观念与组织》，中国人民大学出版社 2012 年版，第 166 页。

近代医院在我国出现，今天学界普遍认为发轫于西洋医学在中国传播的扩大，以及外国教会在中国各地广泛设立教会医院。1820 年（清嘉庆二十五年），英国教士医生玛礼逊（Robert Morrison）与东印度公司外科医生李温斯敦（Living Stone）在澳门设小医院一所（后发展成玛礼逊医学校）。1827 年（清道光七年）东印度公司医生郭雷枢（T. R. Colledge）先在澳门设立眼科医院，次年又在广州设立医药局，并撰文"商业扩张可借助于传教事业得到发展，而传教事业又可通过医生治病达到目的"。真正公认大陆设立西医医院起始，还是1834 年（清道光十四年）美国公理会国外布道会派传教医生派克（P. Parker）在广州开设的眼科医局（即后来的博济医院）①。鸦片战争后，随着清政府与英、美、法等国签订了《中英南京条约》《中美望厦条约》《中法黄埔条约》等不平等条约，先是"五口通商"之地，后延展长江和内地各城市，外国教堂和医院的设置开始逐渐增多。1844 年英国医生罗克哈特（Lockhart）在上海开设了后来的仁济医院，1861 年罗克哈特到北京开设了后来的协和医院，1865 年美国圣公会在上海开设了同仁医院，1867 年英国长老会在汕头开设了高德医院，1881 年英国北部苏格兰教会在奉天开设了盛京施医院，皆为当地一时重要事件。据《剑桥中国晚清史》记载的数据显示，1876 年全国 40 所教会医院共收治 41281 人次，1906 年 250 所教会医院共收治 200 万人次。到 1914 年，据调查全国有基督教会和天主教会办的医院则达到 440 所。据测算，从 1835—1949 年的百余年间，西方教会在华创办医院设置病床 2.5 万多张，投入资金 5000 多万美元，平均每年有 400 多名外国医护人员在华参与救治②。

2. 晚清民国初期的"国家责任兴起"

相对于同时代教会医院的蓬勃发展，晚清民国时期有官方背景或官办色彩的近代医院起步晚、数量少、规模小，诊疗能力、服务水平也严重不足。除李鸿章创办北洋海军过程中，作为北洋海军重要后勤

---

① 李敖：《孙中山研究：李敖细说孙中山》，中国友谊出版社 2006 年版，第 2 页。
② 顾海：《现代医院管理学》，中国医药科技出版社 2004 年版，第 4 页。

保障的军事医疗设施，天津、旅顺和威海设立了北洋三所医院和一所学堂之外，直至清末新政时期，近代意义上的首所公立非营利性医疗机构——内外城官医院才在作为天子近畿的北京出现。

1906年8月（光绪三十二年）新政后设立的巡警部《设置中西医院片》上奏"现在警政逐渐推广，医院为卫生要务，自应遵照奏定《章程》赶速设立，以资救济，而溥皇仁。惟款项万绌，只能就现有财力，遴选臣部通习中西医学之人，创立医院，内分中医、西医两所，派员经理，先立基础，再求推广"。因内、外城两官医院为官办性质，所有民众均可享受免费诊治，住院病人仅需承担自身伙食费。1909年10月（宣统元年八月），民政部核定《内外城官医院章程》第一条即规定：本院系民政部奏请设立，纯属官立性质，所有来院诊治之人，概不收费，唯住院诊治者饭食费，须由本人自备。医院实行二元制管理，具体业务由内、外城巡警总厅指挥和监督，经费和药品由上级主管衙门（分属巡警部和民政部）负责，均为实报实销。此时内、外城官医院的各项管理制度已与现代医院相差无几：门诊就医程序方面，凡来医院看病患者，须先到挂号室挂号，领取挂号牌，然后分别进入男候诊室、女候诊室等待，由医院工作人员按照挂号的顺序依次领至诊察室就诊（着有制服或持有营署执据的陆海军军官士兵、着有制服或佩有徽章或有学堂执据的男女学生、着有制服或持有巡警官署执据的巡警人员及病情急重的患者，给予特别号牌，及时就诊，不论次序）；取药程序方面，患者由医师诊视完毕后，即给以药方，患者持药方到发药处按照药品种类，分别给予药物，不得丝毫增减或发生错误；住院规定方面，除病伤不能沐浴、理发者外，必须先沐浴剃发后才能住院，携带贵重及非随身物品一概放入存储所临时保存，入院后病人即不得随意出入，亲属探视须经管理员许可，病愈出院须具医师证明，住院死亡须由医院报请巡警总厅验明尸身并由主治医师开具证明；医疗统计方面，内城官医院开诊每季度须向民政部报送中医、西医各自的就诊人数。进入民国后，内、外城官医院保留下来，归京师警察厅管理，所有经费由内政部支出，除微薄的挂号费外，官医院不收取药费和住院费，有时甚至免收诊治费。由于北洋财政困难，经常拖欠医院经费，再加上医院内部管理不善，管理人员侵吞经费、中饱私囊时有发生，内、外城官医院均陷入困境，但仍因其价格低廉吸引大量贫民前往治疗①。

面向普通百姓群体提供医疗服务的公立非营利性医疗机构——"官办医院"在晚清民初的出现，应该说并非偶然。这是19世纪中国医疗卫生进入"近代"后受西方文明冲击的必然结果。这一时期资本主义社会发展逐渐成熟，资产阶级政治意识形态催生了权力日益集中、积极进取的中央政府，"保护民众健康"成为"大有为政府"的重要职责之一。但需要特别注意的是，这种政府责任的兴起并非完全是为了改善贫困人口生活。从国家整体社会经济发展考虑，强化公权力对普通民众医疗健康领域的涉足，在社会意识形态领域建立"卫生"与"文明"、"科学"与"权威"之间的潜在联系，从此近代医院作为政府公权力向个体健康干预领域延伸的重要载体，日益具有了鲜明的近代启蒙式符号象征意义。

3. 国民政府时期的"体系基础形成"

南京国民党政权在日本侵华战争之前，在推进国家现代化转变方面做出了诸多努力。以现代医院为核心的公共医疗卫生服务体系建设，曾与城市基础设施建设、新生活运动等一起，作为国民党观念中中国现代性的重要基石，被寄予了古老中国新生规划的厚望。

1928年11月在原内务部卫生司基础上，国民政府设立卫生部统管全国卫生事业。除原有少量国立医院、省立医院外，1932年全国各地如江苏、浙江、江西、湖南、陕西等开始普遍设立县立医院，建立公立医院服务体系。1940年5月国民政府行政院颁布《县各级卫生组织大纲》，确定县设立卫生院，掌理全县所有卫生行政及技术工作，区级设立卫生分院，乡镇级设立卫生所，保级设置卫生员，分别负责辖区内卫生保健事项（如疾病诊疗、传染病处理、预防注射、

① 杜丽红：《论近代北京公立医疗机构的演变》，《北京社会科学》2014年第2期。

助产、学校卫生、死亡报告等)①。比如，仍用北京市公立医疗机构体系建设为例进行说明：1933 年 11 月北平特别市卫生处成立后，即开始着手整合以市立医院为核心的公立医疗机构（在裁撤内城医院、外城医院、东郊医院、西郊诊疗所、北郊诊疗所以及妓女检治事务所的基础上，重新组设市立医院，并分别在内城、东郊、西郊、南郊、北郊及西北城开设诊疗所，扩充传染病医院以及接收精神病疗养院），建立完整的市立医院体系。到 1937 年，北平市公立医疗机构已渐成型，顶层以市立医院为核心（包括该院在郊区设立的四郊医院），基底以东郊诊疗所、北郊诊疗所、西郊诊疗所、德胜门诊疗所、传染病医院、第一卫生区事务所门诊、第三卫生区事务所门诊、第四卫生区事务所门诊和锦什坊街诊疗所等机构为支撑，为北平市内及四郊居民提供廉价的公共医疗服务。在北平公立医疗机构体系接受门诊服务的人数逐年增加，据记载，1934 年 4 月为 3854 人次，1936年 4 月就达到 7178 人次，全面抗战爆发前的 1937 年 4 月更是增至8405 人次，分别就 1934 年同月增加 86.24% 和 118%。若非被日军侵华战争打断，政府版公立医院的公共医疗服务功能正处在逐步提高的发展之路②。

从清末新政北京创设官医院开始到 20 世纪二三十年代止，中央属、省市属、县属公立医院及乡镇卫生所、保卫生院的卫生服务层级结构演变逐步成型。政府建立公立医院、雇用医生护士，为居民提供廉价治疗和疾病预防服务，属于具有近代国家政权建设重要表征的标志性意象。这种源自西方文明东渐的近代产物，与传统中国社会官办医疗服务机构的最大不同之处在于：一是服务时点为居民群众的日常性医疗服务，而非仅在时疫来临之际；二是服务手段主要为实验医学时代诊疗技术，传统医药只占非常低的比例。另外，尽管近代中国政府已经开始将医疗服务视作公共服务的一部分，但公立医院完全依赖

---

　　① 方鹏骞：《中国医疗卫生事业发展报告 2015：中国公立医院改革与发展专题》，人民出版社 2016 年版，第 6 页。
　　② 杜丽红：《论近代北京公立医疗机构的演变》，《北京社会科学》2014 年第 2 期。

国家财政支持，受社会稳定和经济发展影响程度大，其运营状况与国家盛衰密切相关，特别是日本全面侵华战争对中国正常经济社会发展造成了严重阻滞。据《中华民国统计年鉴（1948 年版）》数据整理显示，到 1947 年 6 月全国政府医疗机关床位数仅 30311 张（平均每万人不足 0.75 张），代表最高医疗水平的南京、天津、兰州、重庆、广州 5 所中央医院共有 1493 张病床，而广大农村乡镇卫生所、保卫生员的数量则只有少得可怜的 783 所和 1634 人，远远不能满足全国 4.61 亿人口的医疗服务需求。

总结实验医学时期近代医院的共有特征主要包括：一是尽管还有大量个体医疗作为现象级数量存在，更具集约化、专业化特征的医院已经成为社会医疗的主要形式，个体医疗已退居辅助地位；二是医院临床科室、辅助医技科室逐渐增多，形成了专业分工细化的趋势，医护分工、医技分工的多学科专业化集体协作的诊疗格局初见端倪；三是围绕以疾病为中心，将机体、器官、细胞为主的生物医学作为临床诊疗的理论基础，物理诊断、实验诊断、化学治疗及一般手术治疗成为医院普遍运用的基本诊疗手段；四是根据实验医学技术特点，医院管理上开始采用标准化管理方式，建立了相应管理制度和技术性规章制度。

三　科技医学时期（20 世纪后期至今）现代医院的政府责任义务

近代实验医学对疾病过程细节和局部规律的深入研究推动了人类科技文明跨越式发展，但也因受机械唯物论的局部观点、孤立观点和静止观点影响，人为割裂了从有机整体视角看待人体和疾病，出现了注重人的生物性而忽略社会、心理因素对健康的影响，强调疾病线性因果关系而忽视因果多样性的倾向。仅从生物学角度来考虑疾病与健康，试图用低层次的机制来解释高层次的变化，容易把对疾病认识的部分真理说成终极真理。在实验医学思想指导下，局部与整体、形态与功能、外因与内因、机体与环境的脱节现象制约了医学领域进一步发展。尤其在现代科技飞速发展大背景下，医学与其他科学的互相交叉、互相渗透、互相联系，加快了自身的精细分化。其中，数学、物理学和化学等基础自然科学同医学的紧密联系，有力推进了基础医学发展，研究生命与疾病的现象、本质及其规律不断取得突破；医学各学科向社会科学和自然科学的延伸，体现了自然科学、社会科学、人文科学与工程技术科学的交叉，开辟了新的研究领域，逐渐发展成为新的边缘学科。人们的注意力开始从细胞、分子等实物转向微观与宏观、结构与功能、物质与运动、人体与环境等关系上来，医学的实验分析时代被科技系统时代所代替的趋势日益明显。1973 年，美籍奥地利理论生物学家贝塔朗菲（Ludwig Von Bertalanffy）提出了一般系统原理。这是具有逻辑和数学性质的一门新兴科学。它研究各种系统的共同特征，用数学方法定量地描述其功能，寻求并确立适用于一切系统的原理、原则和数学模型。贝塔朗菲认为整体性、关联性、等级结构性、动态平衡性、时序性是所有系统的共同基本特征。"把整体作为研究的出发点，又把整体作为研究的落脚点，从而达到对事物本质属性认识"的方法论指导下，大大促进了医学科学向分化与综合双向的发展，医学科学所取得的成果比以往任何一个时代都多。

（一）世界范围的现代医院

20 世纪中叶以来科学技术作为第一生产力并日益发挥出巨大作用，空前发展的社会生产力使医学科学和医疗诊断技术日新月异，但社会大众对医疗服务的层次结构要求也越来越高，从而使近代医院向现代医院转变，进入了科技医学发展时期。现代医院发展阶段的主要任务是适应经济社会发展、人口健康需求变化，运用体现现代高水平技术进步的诊疗、保健、康复技术和管理方法理论，为更广阔的医疗健康领域提供高质量服务。现代医院的主要特征表现为：一是规模大、分科细，尤其是大型医院高度专业分工与多科协作化，围绕医疗服务核心需要的新兴学科及边缘学科纷纷建立；二是先进技术手段快速推广普及，医院设备自动化程度越来越高，电子化程度日益增强，医院建筑不断改进；三是医院功能由单纯医疗型，逐渐多样化为医疗、预防、康复、教学、科研复合型，并有少部分开始承担指导基层保健的地区医疗、保健、教育和研究中心任务；四是对医院实现高效率运营和取得良好经济技术效果的要求越来越高，现代管理理论向医院管理广泛渗透，管理水平对医院发展的影响制约作用日益显著。与此同时，现代医院管理及其发展也面临着诸多时代特点鲜明的严峻挑战。

比如，现代医院在普及程度、发展水平方面的不平衡。虽然世界范围内国家形态进入现代模式以来，具有较强组织和动员能力的现代国家已普遍不再需要将"文明体制宣示"作为社会医疗组织形式的主要追求，而以政府设立公立医院的方式向社会提供公共医疗服务，保障人民群众生命健康，保证医疗卫生服务可及性，增加医疗卫生服务体系公益性，成为世界各国的普遍做法。但受社会经济发展大环境影响，现代医院最早在经济发达国家出现并开始发展，而广大发展中国家医院绝大多数仍处于近代医院，或近代医院和现代医院部分特征并存的阶段。由于各国在资源财富投入和技术发展水平方面存在的巨大差异，特别是发展中国家因医疗服务体制机制不完善导致的医院运营效率的低下，从世界范围来看完成从近代医院向现代医院的过渡，经济社会欠发展地区还有很长的路要走。

比如，发展高新技术与普及适宜技术、关心病人与治疗疾病之间的矛盾。随医学技术飞速发展而形成的"技术至善论"，营造了一种"可以消除一切病痛、所有器官都能像机器零件一样损坏后更换"的假象，病人成为医生与疾病斗争的战场。广泛昂贵的临床治疗虽然挽救了危重病人的生命，延缓了死亡进程，但关注疾病而忽视病人的倾向、医疗技术设备"军备竞赛"在带来沉重经济负担的同时，加重了因人群收入差距造成的健康不公平。

再比如，普遍面临从传统单纯医疗型医院向现代多样化复合型医院转型的发展战略调整挑战。当今世界传统办院模式正在改变，以"人人享有卫生保健"为目标，面向社区群众，融合社区服务，积极参与初级卫生保健，正在受到现代医院发展的普遍重视。由于美国大多数患者就医是在私立医院，为了稳定和扩大医院市场份额，医院普遍扩展了营销和服务促进活动，将市场营销和服务促进活动结合到医院运作中，甚至建立了监测病人满意度和社区需要的系统，并涉足到有关的健康促进、监测和疾病预防活动。包括健康教育、妇幼保健、老年病门诊服务和其他非传统服务在内的复合型医院服务，宏观上必须制定区域卫生规划，对医疗机构进行布局调整，优化卫生资源配置，力争实现差异功能定位基础上的资源共享、优势互补；微观上则必须加大医院内部运行管理机制改革力度，适应开门办院的客观形势，提高医疗质量和服务水平，做到优质、高效、便捷、低耗，赢得患者、社区的信赖满意。

还比如，医院内部高度分工对通过医院管理强化协作提出更高要求。现代医院设施越来越复杂，科室分工越来越细，这是包括医学在内整个科学技术发展的必然结果。医院规模越大，对于通过专业化分工提高效率的要求越高。但在高度分化的情况下，医院系统之复杂决定了现代医疗必须通过强化群体协同医疗，相互协作、密切配合才能打破个人能力界限，形成协同合力，产生规模效应，取得更好效果。尤其是现代医院是个高风险的场所，几乎所有医疗处置都有一定的风险性。要想保证和提高医疗质量，生活服务、心理服务和技术服务的任何环节，都直接或间接影响病人的生命安危。如何在高效率分工需求与高质量协同需求之间探寻到最佳平衡，需要较为个性化的高超医院管理艺术，更需要具有普遍科学意义的医院管理模式。

（二）我国现代医院

具体到我国现代医院的主要来源有三：一是旧中国政府办各级医院、西方教会医院和民间资本创办医院经过接受赎买和社会主义改造转为的国立医院。二是我党在不同革命战争时期为救护医治伤病战士先后设立的军队野战医院，较为著名的如1928年在井冈山革命根据地创建的第一所红军医院、1939年为纪念白求恩在延安筹设的后来的国际和平医院总院、1943年建成的晋绥解放区贺家川医院等。据不完全统计，截至1939年除普通医院外，八路军较大规模的正规化医院就有17所。三是新中国成立后卫生部门在全国各地面向工农大众，新组建的一批综合医院、专科医院（如传染病医院、结核病医院、儿童医院、妇产医院、口腔医院、职业病医院、眼科医院、精神病医院等）、教学医院、职工医院和中医医院（包括民族地区组建的蒙医院、藏医院等)①。

在人民政府高度重视之下，中华人民共和国成立后我国医院短时期内就获得了空前发展。1958 年，全国医院数量增加到 4719 所，乡镇卫生院更是增加到 43579 所，对比 1949 年 2600 所、783 所的基础上，分别增长 1.82 倍和 55.66 倍。我国医院之所以进入一个崭新时期，首先就在于政府对医院乃至整个卫生事业属性的清晰发展定位。从 1950 年 8 月政务院召开第一次全国卫生工作会议开始到 1955 年社会主义改造完成前，国家明确医疗机构（包括私人开业的医疗机构）属"社会福利事业"，政府通过免收工商业税、调整收费标准与财政补贴实施福利政策，鼓励医疗机构发展。到 1956 年完成新民主主义向社会主义过渡后，在生产资料全民所有制大背景下，政府将卫生事业性质从"社会福利事业"明确转化为"人民福利性事业"，提出"逐步实现全民免费医疗"的发展目标，进一步强化了政府对人民群众生命健康承担的责任，并试图通过高度集中和指令性计划的管理方式，为全国人民提供全面医疗保障。

在卫生服务体制方面，以公有制医疗机构为依托在城乡建立三级医疗预防保健网；在医疗保障方面，城市推行公费医疗和劳保医疗制度，在农村施行合作医疗制度；在药品供应体制方面，采用政府统一计划安排的以供定销制度。相应的政府对公立医院的财政投入也先后经历了以下几个阶段：一是"统收统支"时期（1949—1955 年）。根据当时国家实行集中统一的财务管理体制，对公立医院实行收支两条线，即收入全部上交政府财政，支出全部由财政预算拨款。二是"差额补助"时期（1955—1960 年）。根据当时为解决国家资金分散和积压问题的初衷，在公立医院实行"全额管理、差额补助"，即收入全部纳入国家预算，财政按医院实际收支差额拨款补助，若产生年终结余则全部上交。三是"定项补助"时期（1960—1979 年）。为增加对卫生投入，减轻患者经济负担，国家对公立医院实行"全额管理、定项补助"，即国家对医院收支实行全面管理，由财政包揽全

---

① 顾海：《现代医院管理学》，中国医药科技出版社 2004 年版，第 8 页。

部人员工资，并按需求拨付一定数量修购费，医院日常运转其他费用由收费解决①。

公立医院由政府直接举办管理，药品和医疗器械由政府统一调配，医院全体医务人员纳入政府编制管理并承担全部人员工资福利，医疗服务项目种类和价格由政府统一制定，人民群众来院就医先支付相关费用后再根据各自身份由所属集体以公费医疗、劳保医疗、合作医疗报销全部费用（为减轻病人经济负担，提高医疗福利水平，其间政府曾多次降低医疗收费标准，并同时强化医院财政补贴）。公立医院无须考虑盈利问题，患者滥用医疗服务与医务人员不当行为也因普遍受到"单位人"的身份约束，而导致医患矛盾并不明显。到1978年年底新中国成立三十年的时候，我国医院、乡镇卫生院数量已增长至9293所、55018所，病床总数达到204.17万张。在公立医院相关领域的一整套匹配程度较高计划经济体制，共同保证了人民群众能以较低的成本得到较为公平的健康保障，基本医疗卫生供给的公益性导向得到了较好坚持。但公立医院外部缺乏竞争驱动和成本约束激励，医务人员工作积极性受到极大抑制，人浮于事、管理僵化，整体表现为资源使用率不高、运营效率低下、服务设施设备更新缓慢、软硬件服务环境差，既不利于医院间的竞争提升，又不利于社会医学技术进步。最终达成的医疗服务均衡状态，是一种需求受抑制状态下的低水平供给，受损害的还是人民群众健康水平提升。

回望医院从古代至近代再到现代的几千年漫长历史，政府对社会医疗卫生服务的介入，也经历了从面对贫病特殊群体和时疫爆发的"被动"偶尔为之，到"主动"利用公共资源扩大医疗服务人群覆盖范围以彰显体制文明进步的标志效应，再至把普遍设立公共医院当作履行向人民群众提供医疗服务的一项民主政治"义务"的演进变化。其间虽不时有类似我国宋代政府"超历史"的探索创新，可依据社

---

① 刘瑕等：《财政对公立医院补助政策的演变及评价》，《卫生经济研究》2008年第12期。

会经济发展水平的阶段性特征，逐步强化政府"公共力量"介入医疗服务供给的范围和深度，则一直稳定地扩增着医院 DNA 里的"公"基因。时至今日，尽管不同国家因卫生体制不同，公立医院所占地位和作用有所差异，但公立医院对市场失灵的弥补作用和对社会公平的促进作用，已成为世界共识。

第二节　我国公立医院管理体制改革历程

国家经济体制改革大潮流之下，计划经济统调通配机制逐渐失效，引起医疗服务成本随市场生产要素价格上涨的同时，医疗服务却依然严格执行政府规定价格，导致了公立医院出现全行业政策性亏损。而这也成为公立医院管理体制改革和治理变迁最初最主要的诱因和起点。

一　自主化办医改革的被动起步（1979—1992 年）

改革开放前，为保证人民群众能够看得起病，政府构建起单纯的外部行政控制型公立医院治理模式。通过同时对医疗服务供需双方的资金补贴，在整个社会层面提供价格低廉的医疗卫生服务。具体措施包括：一是补贴医疗卫生服务供方，即对公立医疗机构进行直接财政补偿。设备购置维护、药品器械及其他水电煤等材料损耗由国家统一规划调配，人员工资列入国家预算开支（集体所有制公社卫生院实行"社办公助"）。二是补贴患者群众需方，即以覆盖面较宽的各类医疗保障制度向全体社会成员提供免费和低收费的各类医疗服务。如城市实行的劳保医疗和公费医疗制度、农村建立合作医疗制度，以及为解决没有被上述制度覆盖的困难人群的医疗费用而设立的"病人欠费基金"，系统性地解决了人民群众看不起病的问题。

在传统行政控制型治理模式下，设立初衷专门用于解决人民群众医疗保健问题的公立医院，从一种社会服务组织异化为一个特殊的政府职能部门。缺乏经济杠杆激励的普遍低效率运作，其结果必然是"看病难"问题的日趋严重。而需方补贴的劳保医疗、公费医疗、农村合作医疗等医疗保障制度缺乏合理筹资机制和稳定经费来源，社会化程度较低，缺乏积累机制，很难应对人口老龄化和疾病谱转变趋势带来的变化。更重要的是，这种"外部"行政控制型公立医院治理模式的存在，必须满足一个重要的前提条件——传统的计划经济体制运行环境。

（一）外部社会环境变化

当 1978 年党的十一届三中全会决定将"以经济建设为中心"的政策方针，作为党和国家各项事业发展的指导思想和资源优先配置方向的时候，传统计划经济体制开始向市场经济体制全面转型。特别是随着改革的不断深化，市场经济的意识、规则不仅在经济领域得到了广泛认同和推动，教育、卫生、科技等社会民生领域也逐渐被动"卷入"市场机制改革。社会大环境发生着不可逆转的悄然改变，外部行政控制型公立医院治理模式得以确立和运行的"土壤"逐渐消失。这些变化具体包括：

1. 公立医院交易对象市场化趋势

随着我国市场化改革逐步推进，原来依靠计划调拨的医疗设施设备、药品耗材、水电煤、办公用品等，需要由公立医院按照市场价格进行购买，造成医疗成本快速上升。与此同时，作为事业单位的公立医院，其面向医务人员的薪酬待遇，仍须严格按照改革开放前国家统一管理的工资政策执行。"脑体倒挂"现象明显，医务人员难以安心于本职工作，大幅提高薪酬待遇以"留人用人"的人力成本压力，成为另一项使公立医院管理者头痛不已的事情。

2. 政府以经济建设为中心的财政投入政策

为快速推动经济发展，国家将主要财力放到经济建设领域以扩大再生产，而对卫生投入则逐渐相对减少。1981 年国务院在下发的《关于平衡财政收支，严格财政管理的决定》（国发〔1981〕4 号）文件就提出"凡有经常收入的事业单位，应当逐步做到经费大部分自给或全部自给"。既然公立医院属于有经常性收入的事业单位，因此使财政投入在医院收支比例开始逐渐下降，转变为主要依靠市场方式自给自足。

3. 社会办医疗机构时隔多年重新获得市场准入

为弥补公立医疗机构在服务群众看病就医问题时的供给不足，1980 年国务院批复《关于允许个体开业行医问题的请示报告》。社会办医疗机构从 20 世纪 50 年代公私合营消失了二十多年后，再次获得医疗服务市场准入，从诊所、医务室等小型医疗机构开始，打破公立医院对市场的供给垄断，从小到大、从少到多，引发了医疗服务市场格局的巨变。

（二）自主化办医的改革路径

针对公立医院人员工资及修购费财政投入"定项补助"政策已不适应经济体制改革的具体问题，1979 年 4 月财政部、劳动总局、卫生部以《关于加强医院经济管理试点工作的意见》的形式，提出对公立医院经费补助实行"全额管理，定额补助，结余留用"制度。在将补助方法从"定项"改为"定额"减轻政府财政投入压力的同时，为鼓励医院扩大医疗服务、增收节支，提出收支结余可主要用于改善医疗条件，以及集体福利和个人奖励。半年之后的 1979 年 11 月，三部委发布《关于加强医院经济管理试点工作的补充通知》总结全国 25 各省、市、自治区 676 个试点医院经验，认为医院职工工作积极性被调动起来，改善了服务态度，扩大了医疗服务，门诊"三长一短"、急重病人不能及时住院的现象有所改善，增加了业务收入，节约了支出，有助于改善医疗工作条件和职工生活条件，总体来看试点方向正确、效果良好。在取得试点经验基础上，1985 年国务院批转原卫生部《关于卫生工作改革若干政策问题的报告》，提出"必须进行改革，放宽政策，简政放权，多方集资，开阔发展卫生事业的路子，把卫生工作搞活"，推出了"推行各种形式的承包责任制""允许有条件的有偿业余服务、有偿超额劳动""鼓励举办三产以副补主""改革医疗服务收费"等 8 项改革举措。其中心思想就是针对公立医院财政投入减少后的医院运营问题，采取放开公立医院经营自主权、鼓励公立医院资金自筹的做法（即所谓的"不给钱，给政策"）。这标志着我国改革开放后医疗卫生体制改革帷幕的正式拉开。

1990 年全国卫生工作会议将公立医院的承包经营责任制明确为综合目标管理责任制。1992 年 9 月，国务院下发《关于深化卫生改革的几点意见》，提出进一步扩大医疗卫生单位自主权，"使单位真正拥有劳动人事安排权、业务建设决策权、经营开发管理权和工资奖金分配权"；继续坚持并完善各种形式的综合目标管理责任制；实行干部聘任制、专业技术职务聘任制或全员劳动合同制等。

（三）自主化办医的改革评述

针对计划经济时期公立医院"独家办，大锅饭，一刀切，不核算"的外部行政控制型弊病，以及由此引发的医院越办越穷、环境条件普遍脏乱差、群众看病难住院难手术难等问题（据当时一项研究估算，全国每年 2/5 需要住院的人住不上院[①]），自主化办医改革以"放权让利，扩大医疗机构自主权"为指导，通过"开放准入，调动社会办医积极性"，"加强医院经济管理，提高医院管理水平""扩大医疗机构自主权，推行各种形式的承包责任制""改革医疗收费制度，实行部分有偿服务"等方式，较好地实现了增加医疗服务供给、增强医疗机构活力的改革目的，基本医疗资源供给普遍紧张的状况得到了有效缓解。

但在"计划"与"市场"新旧体制交替并存特殊时期，自主化办医的公立医院改革被动起步并跟随社会宏观向经济建设为中心转移的步伐，改革配套措施碎片化严重，具有"头痛医头、脚痛医脚"的典型特点。尤其是"放权让利"的财政投入定额包干，使包括公立医院在内的医疗卫生机构补偿机制走入误区。在政府卫生投入严重不足前提下实行微观放开搞活，必然诱导医疗卫生机构过度倒向市场经营。即使意识到大处方、大检查的过度服务倾向，行政命令、医疗价格控制等计划经济手段难以有效阻止违规行为的蔓延加深，公立医院卫生事业的公益性质逐渐淡化。

---

① 智利、张志东：《我国卫生资源现状和存在的问题》，《中国卫生经济》1986 年第 9 期。

二　市场化办医改革的越走越远（1993—2003 年）

1992 年党的十四大是我国经济体制改革继党的十一届三中全会后的又一个里程碑。将建立社会主义市场经济体制作为我国经济体制改革的目标，要求"全党抓住机遇，加快发展，集中精力把经济建设搞上去"，成为解决市场"姓社还是姓资"思想问题之后的首要任务。为更好适应社会主义市场经济要求，解决自主化办医改革出现的问题，进一步深化卫生事业改革成为必然。

（一）外部社会环境变化

1993 年 11 月党的十四届三中全会通过了《中共中央关于建立社会主义市场经济体制若干问题的决定》。全会指出，社会主义市场经济体制是同社会主义基本制度结合在一起的。建立社会主义市场经济体制，就是要使市场在国家宏观调控下对资源配置起基础性作用。并明确了"进一步转换国有企业经营机制，建立适应市场经济要求，产权清晰、权责明确、政企分开、管理科学的现代企业制度"的改革路径。

市场竞争要求财力相对分散，宏观调控又要求财力相对集中。为同时兼顾市场竞争与宏观调控的平衡，在"全面推进、重点突破"的战略部署指导下，财税体制改革成为建立社会主义市场经济体制的先锋。根据事权与财权相结合的原则，1994 年启动的分税制改革将税种统一划分为中央税、地方税、中央与地方共享税，建起中央和地方两套税收管理制度。在保证中央财政需要的同时，给地方一定规模财力及适当支配权，以"分税制"的形式调动地方政府发展经济、加强公共服务的积极性和主动性。但实际执行中，当地方经济发展与干部评价任用结合起来之后，面对越发激烈的地区竞争，分税制设计赋予地方政府日益增加的经济权力，主要倾斜到经济持续快速健康增长的政府首要任务上，财政体制仍然是一种突出的经济建设型财政，政府并未发生从经济建设型向经济建设与公共服务平衡型的转变。

1997 年 9 月党的十五大报告对国有企业改革进一步做出了重大部署。在明确了"建立现代企业制度"的方向后，提出"要着眼于搞好整个国有经济，抓好大的，放活小的。对国有企业实施战略性改组"，"实行鼓励兼并、规范破产、下岗分流、减员增效和再就业工程，形成企业优胜劣汰的竞争机制"。国企改革任务经过较为充分的理论探索和实践经验，正式明确了两项改革内容：一是要在国有大中型企业中建立现代企业制度，使国有企业成为真正的市场主体，在市场竞争的优胜劣汰中提高效率；二是要改变国有企业范围过宽、数量过多、比重过大的局面，把国有经济在国民经济中的主体地位转变为主导地位，并主要体现在国有经济布局的控制力上。对关系国民经济命脉的重要行业和关键领域，国有经济必须占支配地位；对其他竞争性领域，则通过兼并、收购、投资控股、承包、租赁、委托经营等资产重组和结构调整具体举措，将非公有制经济的管理理念和管理方式融入国有经济运行中，盘活和提高国有资产的整体质量。

（二）市场化办医的改革探索

1997 年在新中国成立以来第一次全国卫生工作会议后，出台了《中共中央、国务院关于卫生改革与发展的决定》。首次正式阐明了卫生改革目的是要"适应社会主义市场经济的发展，遵循卫生事业发展的内在规律，逐步建立起宏观调控有力、微观运行富有生机的新机制"。具体改革路径除政策设计上突出医疗保障体系、医疗服务体系、医药流通体系的统筹协调之外，强调要通过改革和严格管理，建立起有责任、有激励、有约束、有竞争、有活力的运行机制。具体包括卫生机构实行并完善院（所、站）长负责制、扩大卫生机构的经营管理自主权、深化人事制度与分配制度改革、规范财政对卫生机构投入、完善卫生服务价格体系等。这可以说是在改革开放后 20 多年的卫生改革经验基础上，对我国医疗卫生体制改革的第一次系统设计。后来的实践证明，经过 1998 年的城镇职工医疗保险、2003 年的新型农村合作医疗等基本社会医保的相继建立，大多数公立医院事实上形成了医保基金间接补偿、患者个人现金负担和财政资金直接投入三方支撑的资源补偿态势。与此同时，《卫生改革与发展的决定》中关于"在保证完成基本卫生服务任务的前提下，医疗机构可开展与业务相关的服务，预防保健机构可以适当开展有偿服务，以适应不同层次的社会需求"的提法，与医疗服务价格、药品收入占比等一道成为后续医疗改革的重点领域。

这里需要特别提到的是，由于公立医院与国有企业在计划经济时期存在诸多相似性，当意识到卫生改革进入攻坚阶段后，以前仅限于简单表层关系和利益调整的改革已不能适应卫生发展要求，改革需要触及某些深层次的矛盾问题（如明晰产权关系、健全补偿机制、强化宏观管理和约束机制等）时，公立医院改革自然转向以国有企业改革"为师"。从调整国家与企业/医院的责权利关系，采取放权让利、承包经营等多种方式调动企业/医院和职工的积极性，到发展个体私营经济形成有效竞争，激发国有企业/公立医院改革发展紧迫感和使命感，好像既然公立医院改革与国有企业改革同样都面临效率低下问题，就可以仿效国有企业改革"抓大放小"战略照方抓药。简单模仿国有企业经济体制改革，以市场化方式甚至把"公立医院市场化"作为目标来推动改革，甚至成为卫生领域改革的一种潮流。在诸多实践案例中，最为著名的就要数曾引发广泛争论的"宿迁医改"。

地处江苏北部的宿迁市，受制于经济发展相对落后，2000年以前困顿的地方财政对医疗卫生投入严重不足，每千人卫生资产和执业医师数都排在全省末尾。与此同时，全市2/3的医疗机构效率低下、运营困难，床位利用率仅20%左右，职工工资甚至不能正常保证。宿迁医改以政府主导的方式，从2000年3月开始，三年三大步：第一阶段试点沭阳县，在沂涛、南关、青伊湖三个乡镇卫生院进行股份制改革（院长持大股、内部职工平均持股）；第二阶段全市124家乡镇卫生院集体改制，具体方式包括资产拍卖（首选）、股份合作制转让、兼并托管三种；第三阶段9个市县两级医院按照"靠大靠外靠强"原则进行产权置换，短时间内政府完全退出医疗领域，私人资本进入宿迁134家公立医疗机构，大多数医生都成了无编制的社会人。特别是2003年7月宿迁市人民医院以7013万元的估价向金陵药业（000919）和鼓楼医院集团转让70%股权，成为我国上市公司收购公立医院的第一例。

（三）市场化办医改革倾向评述

在社会主义市场经济体制确立过程中，围绕"宏观调控有力、微观运行富有生机"的医疗卫生改革目标，政府逐步利用多元化、市场化的政策工具促进了医疗服务提供方之间的竞争，引导公立医院朝着关注内部运行效率的发展方向持续用力，促使医院引进医疗专家和先进设施设备，扩大医疗服务范围、改善医疗服务态度。在市场资源流动相对宽松的大环境下，我国医疗技术与发达国家之间的差距迅速缩小，临床救治水平明显提高，公立医院人员素质、医疗技术和管理水平、硬件设施条件以及服务能力均有显著提升，部分经济发达地区的城市大型公立医院医疗水平和设施条件已接近或达到发达国家水平，医务人员工作积极性、主动性也普遍提升。但与此同时，在社会主义市场经济体制建立初期，由于市场化倾向的医疗卫生改革缺少系统性总体框架设计，系统的宏观调控缺乏措施手段，初步的市场约束机制又尚未形成，公立医院的医疗行为短期化被最大限度地诱发出来，其产生的弊端也在"逐利动机—逐利行为—多输结果"的逻辑链条中不断放大：

1. 公立医院逐利动机日益凸显

面对人力物力等运营成本持续刚性增加，而政府投入比重又逐渐下降所导致的收不抵支困境（见图 5-1），公立医院"自我生存压力"逐渐增强，其定位导向和运营模式迅速向市场化方向倾斜。围绕医疗服务市场需求，只有将更多精力放在提供那些最被患者群众追捧的、最能产生经济结余的、最有利于巩固医院竞争优势的医疗服务收费项目上，才能有效弥补现阶段医院人财物资源消耗的运营收入支出缺口，并最大程度上支持未来医院长远发展所需的设施设备购置和学科建设经费，进一步提升公立医院自身的医疗软实力和硬实力。与之相对，即使某项医疗行为活动具有再强的社会效益，只要是不能带来足够经济效益，也必然会在公立医院运营目标的优先顺序上自动向下位移。也就是说正是在鼓励公立医院努力经营创收的管理制度之下，一、二、三级医院之间无序竞争格局逐渐替代了原有的转诊协作，从各自利益最大化目标出发，忽视医疗卫生工作对社会公平的特殊意义，单纯以追逐经济效益为首要任务逐渐成为各级各类公立医院的最优选择。

2. 公立医院逐利行为更加主动

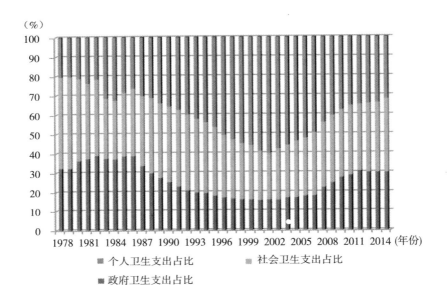

（%）

图 5-1　改革开放以来全国卫生总费用结构变化图

* 注：数据来源于 1978—2014 年卫生统计年鉴。

　　由于符合社会主义市场经济体制特点的公立医院监管机制没有及时建立起来，一方面卫生、财政、物价、人社等行政部门对公立医院"九龙治水"，分散行使管理权力导致代表国家履行公立医院出资人职责的委托人出现"缺位"；另一方面广泛推行公立医院院长负责制后，医院管理者出于强化医院经济管理目的，实行的院内绩效考核、院科两级核算等做法实践，又为公立医院逐利动机落实到每个医生的逐利行为打开了通道、提供了工具。通过绩效评价和绩效分配机制的激励传导，极大增强了医院职工经济意识，有效调动了医院职工工作积极性，但"鼓励科室和医生积极开展那些收入大于支出的医疗服务项目，减少或停止开展那些收不抵支的医疗服务项目"的负面效应同样明显：完全面向市场的高端特需医疗服务因为能给医院带来更多收益，挤占了公立医院有限的病房、设备和技术资源；相当一批受群众欢迎的药品、卫生材料甚至是适宜医疗技术，仅仅因为收入远远小于支出的缘故，却逐渐从公立医院消失。

3. 患者看病就医负担显著增大

一般来说，公立医院有逐利动机，也能转化为逐利行为，但并非必然造成患者看病就医负担增加。其原因有二：一是受市场竞争影响，一般产品服务薄利才能多销，即价格理论中的价格和销量常常逆向变化。如果医疗服务使用的药品品质越好、设施设备越先进、辅助耗材越高级，根据成本加成原则定价收费的医院，虽然其单项服务收入增加，但为避免遭受患者"用脚投票"（转向其他服务提供者）造成数量损失，会不敢提供过度的医疗服务。二是受第三方付费影响，如果社会医疗保障制度能及时跟上，医疗消费风险支出在获得保险分担而有效缓解的话，患者看病就医负担也会得到控制。但社会经济体制转型大背景下，患者看病就医负担显著增大却恰恰实际发生了，其原因同样有二：一是公费医疗、劳保医疗和农村合作医疗逐渐瓦解，符合社会主义市场经济特点的医疗保障体系仍不健全，相当比例人口在新旧社会医保过渡阶段完全靠家庭收入支付医疗服务费用。2003年全国第三次卫生服务调查数据显示，城市中城镇职工医疗保险覆盖人口比例为30.2%、公费医疗为4.0%、劳保医疗为4.6%、商业医疗保险为5.6%，农村中参加合作医疗为9.5%、各类社会医疗保险为3.1%、商业医疗保险为8.3%。也就是说，城市和农村没有任何保险覆盖的比例分别达到44.8%和79.1%，医疗保险呈现碎片化，因病致贫、因病返贫威胁着每一个家庭和个人。二是按行政区划配置的公立医院聚集了绝大多数优质医疗资源，实际上处于医疗市场垄断地位，社会办医多集中于相对较低临床技术含量的起步阶段。好的药品、先进的设备和高级的卫生耗材，不但有效提升了医院的医疗技术质量水平，吸引了更多的就医人群，还通过公立医院创收能力的提升，为优势学科进一步发展奠定了物质基础。特别是一些城市公立三甲医院依靠扩大服务规模、提升服务档次，逐渐进入了"能力强则收入多，收入越多则能力越强"的自身良性循环。

但同时公立医院这种"高创收—高投入"的发展逻辑，也进一步推升了医疗费用快速上涨。1993—2003 年，我国城市居民人均可支配收入从 4283 元提高到 8472 元，农村人均纯收入从 1578 元提高到 2622 元，分别提高了 2.0 倍和 1.7 倍；同期城镇居民家庭人均医疗保健支出却从 110.1 元上涨到 476.0 元，农村家庭人均医疗保健支出却从 42.5 元上涨到 115.8 元，分别上涨了 4.3 倍和 2.7 倍。也就是说，十年间城镇居民和农村居民医疗消费增长速度相比收入增长速度均上升了 2.2 倍和 1.6 倍，医疗消费占家庭支出比重更是分别从 3.1% 和 3.2% 一举上升到 7.3% 和 6.0%。医疗市场无序竞争面前，小医院门可罗雀，而城市大型公立医院动辄上万的医疗花费仍一床难求。患者"看病贵、看病难"问题凸显，紧张的医患关系促使医院用更多防卫性医疗最大限度保护自己，而这样又进一步推高了医疗费用、加重了患者经济负担。

从"畸形补偿机制"到"过分追求经济效益"再到"医疗费用过快上涨"，原因并不完全在公立医院，而更在于医疗卫生体制乃至社会政治经济体制改革的持续深化推进。正是由于缺乏对社会主义市场经济规律的认识把握能力，对公立医院宏观调控难以达成系统性监管效果，单纯微观放开搞活，必然诱导医疗卫生机构过度倒向市场经营，公立医院公益性质才逐渐淡化。但总体看，这一阶段改革所积累的宝贵经验，也为新时期卫生改革的转折和调整奠定了宝贵的理论和实践基础。

三　公益化办医改革的转折回归（2004—2008 年）

政府举办公立医院的根本目的，就是要为社会搭建医治大病、重病和难病的基本医疗服务平台，解决人民群众看病就医困难。尤其是 2003 年 SARS 的爆发引发了对改革开放 20 余年医疗卫生改革的反思，"看病难，看病贵"问题成为公众和政府高度关注的热点。

（一）外部社会环境变化

我国卫生事业是政府实行一定福利政策的社会公益事业。其中

"一定"这个关键词,就是要告诉我们政府对卫生事业负有重要责任的同时,还要强调卫生事业的发展必须与国民经济和社会发展相协调,人民健康保障的福利水平必须与经济社会发展水平相适应。当改革开放给我国社会经济带来巨大变化的时候,各级政府依然将主要精力放在追求经济高速增长上面,忽略了包括医疗卫生事业在内的整个社会的全面发展。医疗卫生事业发展不仅严重滞后于国民经济的快速增长,甚至落后于世界各国平均水平。2003 年全国范围爆发的 SARS疫情,让我国开始重新检讨和调整发展战略。在注重发展经济的同时,加大对卫生等社会公共事业的投资力度,保证社会各部门的均衡发展,消除阻碍经济可持续发展的隐患。

经过二十多年的改革开放,我国胜利实现了现代化建设"三步走"战略的第一步、第二步战略目标,人民生活总体上达到小康水平。但这个"小康"还是低水平的、不全面的、发展很不平衡的小康,为此 2002 年党的十六大提出全面建设小康社会的奋斗目标。2006 年中共中央《关于构建社会主义和谐社会若干重大问题的决定》明确提出要坚持以人为本,做到发展为了人民、发展依靠人民、发展成果由人民共享。2007 年党的十七大报告中正式提出了以人为本、全面协调可持续的科学发展观,强调加快推进以改善民生为重点的社会建设。尤其是"健康是人全面发展的基础,关系千家万户幸福"的重要论断,把人人享有基本医疗卫生服务作为全面建设小康社会的一项重要奋斗目标,这标志着党和政府执政理念的成熟。随之,政府财政体制也逐步开始由经济建设型向公共财政型转型。中共中央《关于构建社会主义和谐社会若干重大问题的决定》明确提出要完善公共财政制度,逐步实现包括医疗卫生在内的基本公共服务均等化。

(二)公益化办医的改革回归

改革开放至 2003 年非典事件爆发以前,我国公立医院改革始终延续了减轻政府财政负担和调动医院积极性的基本思路,认为医改应坚持市场化方向的观点一直处于主导地位。面对非典事件应对工作中暴露出的卫生体系和医疗保健制度的某些缺陷,使我们进一步看清了医疗卫生改革和社会保障制度滞后于社会宏观经济体制改革可能造成的严重后果。正当政府和社会各界开始对过去三十年卫生改革进行系统客观评价反思的时候，哈医二附院 550 万元天价药费以及全国各地频发打砸医院等恶性事件再次将公立医院置于社会舆论的风口浪尖。一时间对于公立医院价值错位、社会功能缺失、效能低下、医患矛盾加剧的指责喧嚣尘上，而公益化办医的改革回归也正是肇始于公立医院公益性日益弱化带来的卫生改革目标的新思考。

2005 年 5 月卫生部下属《医院报》头版头条刊出卫生部政策法规司标题为"市场化非医改方向"的最新讲话，指出全国各地"看病贵、看病难"泛滥现象，根源在于我国医疗服务社会公平性差、医疗资源配置效率低。要解决这两个难题，主要应依靠政府力量，而不是让医疗体制改革走市场化的道路。同年 7 月，国务院发展研究中心与世界卫生组织 WHO 合作撰写的《中国医疗卫生体制改革》研究报告指出，医疗卫生体制出现商业化、市场化的倾向是完全错误的，违背了医疗卫生事业的基本规律，即中国医疗卫生体制的市场化改革失败，并导致了普遍意义上的看病难、看病贵和明显的社会不公等问题，并建议以强化政府责任的思路来进行医改。两个月后的 9 月联合国开发计划署驻华代表处发布《2005 年人类发展报告》，对有关中国卫生保健制度的调查结论同样做出了"医改并不成功"的结论，并指出中国医疗体制并没有帮助到最应该获得帮助的群体，特别是农民。随后，医疗问题应该由"市场主导"转为"政府主导"的声音越来越强烈。

2006 年 9 月国务院批准由国家发改委、卫生部等 14 部委（后增加至 16 部委）成立医改协调小组，国家发改委主任和卫生部部长出任双组长，新一轮医改设计正式启动。2007 年 1 月在由卫生部主导制定的强调政府主导医改新方案引发激烈争议后，医改协调小组委托 6 家海内外研究机构（后增至 9 家）独立平行研究，制定方案为决策提供参考。同年 10 月胡锦涛总书记在党的十七大报告中针对中国未来医疗体制改革提出"要坚持公共医疗卫生的公益性质"，明确要

"强化政府责任和投入，完善国民健康政策"。尤其是其中，有关医疗卫生建设四个"分开"原则（即政事分开、管办分开、医药分开、营利性和非营利性分开），被看作"一个总体目标、四大体系、八项机制和两项基本制度"新医改方案的方向定调。2008 年《政府工作报告》正式提出，改革的基本目标是坚持公共医疗卫生的公益性质，建立基本医疗卫生制度，为群众提供安全、有效、方便、价廉的基本医疗卫生服务。

（三）公益化办医改革回归的评述

公益化办医改革回归属于典型的"多因一果"，这其中既有上述讨论的社会突发事件、社会舆论等外部环境因素影响，也有持续快速发展后国家经济实力提升、财政体制逐步健全奠定的充分经济基础的影响（2007 年国内生产总值达到 25 万亿元，列世界第四位，全国财政收入达到 5 万亿元），但更主要的还是党和政府"加快推进以改善民生为重点的社会建设"执政理念的日益成熟。历经从计划经济体制行政控制型公立医院治理模式，到建立与社会主义市场经济体制相适应的公立医院内部管理机制变革型治理模式的自主化、市场化探索，对中国特色社会主义卫生发展道路的认识经历了一个必需的逐步深化过程。

2008 年形成的新一轮医改设计与 1997 年启动的医药卫生体制改革相比，系统性、整体性、协调性明显增强。其要解决的不再是改革某一领域方面"头痛医头，脚痛医脚"的具体问题，而更加侧重于中国特色医疗卫生体制框架的整体设计，阐明的是未来一个时期卫生体制改革与发展的方向问题、道路问题、制度安排问题。所涉及的公共卫生服务体系、医疗服务体系、医疗保障体系、药品供应保障体系四位一体，相辅相成、协调发展，管理、运行、投入、价格、监管、科技和人才保障、信息系统、法律制度八大支柱互为犄角，相互配合，共同保障四大体系有效规范运行。可以说，我国公立医院改革再次向公益化办医回归，是对医院"公基因"体现大方向的一次趋势性扭转。在历经新中国成立之初"肯定"、改革开放初期"否定"再到社会主义新时期"否定之否定"的公立医院改革路径演化，不应该被简单看作"医改走了弯路"①。改革开放之初对公立医院的"放开",其目的是增加服务供给、提高服务效率,但弊端是会削弱公平;改革开放前对公立医院的"管制",其目的是保证公平,但弊端是会降低效率。公立医院改革再次向公益化办医回归,不应也不能只是对计划体制的"复辟"。在认真理解社会主义市场经济体制大背景下,放开该放的、管好应管的,执行放开基础上的管制,虽然只是公立医院改革的大方向、大思路,却对新时代公立医院改革具体实践具有极其重要的理论指导意义和作用。

四 新时代公立医院改革探索(2009 年至今)

我国新时代主要矛盾转化为人民日益增长的美好生活需要和不平衡不充分的发展之间的矛盾,而从"为群众提供安全有效方便价廉的公共卫生和基本医疗服务"到"为人民群众提供全方位全周期健康服务"的医疗卫生工作目标变化,则是对这一重要判断做出的反应。中国特色社会主义进入了新时代之后,医疗卫生体制改革要努力为人民群众提供公平可及、连续系统的预防、治疗、康复、健康促进等服务,被喻为医改重中之重的城市公立医院改革必须承担起相应责任、发挥出重要作用。

(一)外部社会环境变化

这一阶段到目前未知的十年里,中国社会、经济、文化等各个领域正经历前所未有的深刻变化。在宏观社会领域,时逢 2008 年全球金融风暴之后,我国政府快速推出了"四万亿"救市计划,实行积极的财政政策和适度宽松的货币政策,以更加有力地扩大国内需求措施,促进经济平稳较快增长。在复杂多变的国际国内形势之下,单纯资源投入刺激短期内国民经济有所好转,但通货膨胀、地方债务等迅速增加也使党和政府日益明确必须推动经济增长方式改革。2013 年党的十八届三中全会《中共中央关于全面深化改革若干重大问题的

①　罗力:《中国公立医院改革——关注运行机制和制度环境》,复旦大学出版社 2010年版,第 71 页。

决定》明确提出要"围绕使市场在资源配置中起决定性作用深化经济体制改革"。尤其是面对持续高速增长三十多年，成功步入中等收入国家行列、成为名副其实经济大国的同时，人口红利衰减、"中等收入陷阱"风险累积、国际经济格局深刻调整等一系列内因外因，中国主要经济指标联动性出现背离（经济增长持续下行与 CPI 持续低位运行，居民收入有所增加而企业利润率下降，消费上升而投资下降，等等），迫切需要通过改革制度供给，改善供给侧环境、优化供给侧机制，大力激发微观经济主体活力，增强我国经济长期稳定发展的新动力。具体通过推进供给侧结构性改革，有所为有所不为。"有所不为"就是把市场留给企业和个人更多地发挥作用，政府主要职责一方面是把法律法规、标准政策制定好，给市场相对稳定的预期，提高市场主体积极性和创造性；另一方面要保障好人民群众的基本生活和基本公共服务，把重点放在社会政策兜底上，为结构性改革创造稳定良好的社会环境，做到"有所为"。

具体到医疗卫生领域，2009 年中共中央、国务院颁布《关于深化医药卫生体制改革的意见》，提出"有效减轻居民就医费用负担，切实缓解'看病难、看病贵'"的近期目标，以及"建立健全覆盖城乡居民的基本医疗卫生制度，为群众提供安全、有效、方便、价廉的医疗卫生服务"的长远目标，新一轮医药卫生体制改革正式开启。按照"先易后难、先基层后中心、先农村后城市"的总体改革路径，统筹推进全民医保体系、基本药物制度等五项重点改革。但作为新医改的重点和难点，真正让老百姓感受到看病方便便宜了，主要还得依靠作为我国医疗服务体系主体的公立医院改革。截至 2009 年年底，我国共有公立医院 14086 家，约占医院总数的 71%；但公立医院诊疗人次达 17.1 亿，大致是医院总诊疗人次的 92.4%。因此，构建公益目标明确、布局合理、规模适当、结构优化、层次分明、功能完善、富有效率的公立医院服务体系，建立与基层医疗卫生服务体系的分工协作机制，形成比较科学规范的公立医院管理体制、补偿机制、运行机制和监管机制，促使公立医院切实履行公共服务职能，才能更好地为群众提供安全、有效、方便、价廉的医疗卫生服务。

（二）新时代公立医院改革探索路径

新医改推进的一个重要方法是设立改革试点，并在试点推进过程中探索总结经验。特别是对一些典型地区试点经验进行总结的基础上，不断总结公立医院改革试点工作经验，完善公立医院改革总体思路和主要政策措施，再在全国逐步推广复制试点经验，成为推进公立医院改革走向制度化的一种有效模式。

2010 年，原卫生部等五部门联合颁布《关于公立医院改革试点的指导意见》，以设置 16 个国家联系的公立医院综合改革试点城市（后增至 17 个城市）的方式，重点推进区域卫生规划、公立医院管理体制、公立医院补偿机制、公立医院运行机制、公立医院监管机制和形成多元化办医格局六项改革任务。2015 年 5 月，国务院办公厅《关于城市公立医院综合改革试点的指导意见》提出要通过"改革公立医院管理体制、建立公立医院运行新机制、强化医保支付和监控作用、建立符合医疗行业特点的人事薪酬制度、构建各类医疗机构协同发展的服务体系、推动建立分级诊疗制度、加快推进医疗卫生信息化建设等"，最终达到"现代医院管理制度初步建立，医疗服务体系能力明显提升，就医秩序得到改善；医药费用不合理增长得到有效控制，群众满意度明显提升，就医费用负担明显减轻，总体上个人卫生支出占卫生总费用的比例降低到 30% 以下"的改革目标。其中，改革公立医院补偿机制与建立法人治理结构成为此一阶段的重点。

补偿机制改革层面上，政府财政补偿范围得到明确，公立医院收入由传统的药品加成收入、服务收费以及财政补助三个渠道逐步改为服务收费、财政补助两个渠道。与此同时，因为医疗保障体系的广覆盖，医保资金事实上形成了政府财政对公立医院的间接补偿。各试点医院通过调整医疗技术服务价格、增设药事服务费、增加政府财政投入等方式，进行了破除"以药养医"的探索。2012 年 7 月，深圳成为全国第一个取消药品加成制度的城市，财政补助由 2009 年的 17.7% 上升到 2014 年的 23%。北京市先后在友谊医院、朝阳医院、同仁医院、天坛医院和积水潭医院 5 家医院实行以"医药分开"为核心的试点改革，试点公立医院门诊医保患者的药占比由 2002 年的

70% 下降到 2014 年的 58.8%①。但改革实践中也有不少地方政府错误地将"药品零利率""医药分开"和"破除逐利机制"简单画上等号，按药品销售额的加成比例对公立医院实施政府补贴。由于缺乏有效的绩效考核和医疗行为监督，用政府支付替代了社会医保和个人支付，导致了变相的"以药补医"，药品费用不仅没有下降，反而迅猛增长。行政化的"药品零利率"无法改变公立医院趋利行为，科学补偿需要医保支付、收费价格调整、医疗行为监管相互联动。"将药品加成的补偿平移为劳务价格补偿，患者支付增加部分由医保按原药品支付比例支付"的北京、深圳、浙江改革试点，"探索按岗位工作量和绩效考核核定医院工资总额，探索医师和院长年薪制"的上海和福建三明尝试，均取得了更加理想的效果。

建立法人治理结构层面上，各试点城市公立医院改革主要借鉴新加坡、中国香港的公司化管理模式，其中广泛试行的主要有三种：以潍坊、北京为代表的卫生局内医管系统体制改革，形成类似公司的法人治理结构，原有分管卫生部门只负责宏观政策制定与监督，公立医院管理运营工作由新成立的医院管理部门负责，形成政府、主管单位、医院的三层监管体系；以无锡、深圳为典型的市属医管系统体制改革，将公立医院从卫生行政部门剥离出来，单独成立管理机构直接向国资委或市政府负责，解决公立医院管理主体缺失的问题；以上海、镇江为代表的医疗集团系统体制改革，公立医院集团代表政府出资人利益，仍保持非营利性质，通过建立法人治理结构，发挥集团化优势，整合优化医疗卫生资源，实现配置效率的提升②。各地实践探索的成效主要体现在公立医院增加了运营自主权、保障了公益性、提高了与政府主管部门的沟通效率等方面，但也伴随着新的问题出现，如政府对于公立医院的出资人与管理人的角色定位并不明晰，办医机构的转移则从另一层面增加了行政成本，集团化发展战略也可能不利

---

① 武凤兰、申勇：《公立医院改革——历史演进、制度困境与路径选择》，《中国卫生政策研究》2016 年第 1 期。

② 付强等：《我国公立医院管办分开模式评析》，《中国医院管理》2015 年第 8 期。

于公平竞争的医疗服务市场形成等。

（三）新时代公立医院改革探索评述

总体来看，公立医院改革涉及的是医院发展由规模向内涵、医疗行为由趋利向公益转变，其所面对的既有观点理念、行为习惯的改变，更要面对既得利益的调整。改革什么、何时推进、怎么落实，是对改革设计者智慧、改革践行者勇气的巨大考验。2016 年 11 月中共中央办公厅、国务院办公厅转发《国务院深化医药卫生体制改革领导小组关于进一步推广深化医药卫生体制改革经验的若干意见》，提出总结推广前期深化医改创造的好做法和成熟经验，充分发挥典型经验对全局改革的示范、突破、带动作用。并在随后，围绕构筑分级诊疗制度、建立现代医院管理制度、建设全民医疗保障制度、完善药品供应保障制度、健全综合监管制度 5 项基本医疗卫生制度，从全国各地医改实践中遴选总结出 35 个典型案例，涵盖了家庭医生签约服务、医联体建设、政府办医体制建设、编制人事薪酬制度改革、医保管理体制建设、医保支付方式改革、药品流通"两票制"改革、药品器械耗材集中采购等多项具体改革工作。在顶层设计不断完善的基础上，运用各改革试点典型经验，增强深化医改的主动性和创造性，才能真正达到推动医改向纵深发展的目的，也才能够基本实现老百姓看病就医、健康维护发生根本性改观的医改目标。

小　　结

医疗卫生改革的目的是要通过调整医疗卫生系统的生产关系，以便让医疗卫生领域生产力更好适应广大人民群众健康需求的阶段性变化。改革开放初期，面对医疗卫生资源总体严重短缺的局面，就是要通过"放权让利"的公立医院自主化改革，最大限度调动各方面办医积极性，改善服务态度、提高服务质量和管理水平；进入 20 世纪90 年代，面对以优质医疗资源供给不足为特征的"看病难"以及公立医院运营效率低下问题，通过强调公立医院"经济性""企业性"的市场化改革，公立医院医疗技术、设施条件和管理水平明显提高，与发达国家之间的差距迅速缩小；21 世纪以来，面对公立医院价值错位、社会功能缺失、效能低下、医患矛盾加剧等舆论指责以及以缺乏医疗保障覆盖为特征的"看病贵"问题，强调公立医院回归公益性的社会共识迅速演化成新一轮医改的总体设计；进入新时代，面对医改深水区、攻坚期更加复杂的利益调整和体制机制矛盾，以试点经验总结推广的方式持续推动供给侧结构性改革，再次取得重大进展和明显成效。

通过这四十年的改革实践，党和政府驾驭卫生改革的能力不断增强，对卫生事业发展规律的认识把握日益深入。在全社会办医理念、管医理念、行医理念和就医理念均发生深刻转变的当下，只有明确改革内在逻辑，统筹把握政策推进，我国的公立医院改革才能进入一个全新的发展阶段。

第六章

深化医药卫生体制改革认知的主观调查研究

随着医改进入深水区和攻坚期，医疗领域内部深层次体制机制矛盾已日益成为制约医改持续深化的重要羁绊。在持续深化医改的研究背景下，国家卫计委体制改革司发布的《关于全面推开公立医院综合改革工作的通知》中明确提出全面推开公立医院综合改革的重点任务。为配合医改工作贯彻落实，本书面向山西省公立医院管理层，对深化医药卫生体制改革的相关情况进行摸底调研，目的就是认真听取公立医院管理人员意见，聚焦公立医院综合改革的重点领域和关键环节，深入了解掌握医改落实的热点难点问题，评价公立医院改革进展成效。

第一节 主观问卷调查医改热点难点

根据调研需求，调研对象主体确定为中部某省公立医院管理层。由专家小组商讨设计调查问卷，内容涵盖医药、医疗、医保等深化医药卫生体制改革的热点和难点问题。调查问卷主要涉及全面取消医院药品加成、破除以药养（补）医、降低医院收入药占比到30%以下、落实公立医院法人地位、人事分配制度改革、医院管理实践、医保经办统一整合、对医改的预期等方面。问卷调查采取匿名方式，以提高问卷调查结果的真实性。

在调研质量控制方面，调研人员按照提前拟定的访谈提纲，访谈医院的管理层人员。了解公立医院医改工作的实际进展和成效，发现推进公立医院深化医药卫生体制改革过程中存在的问题。为确保调研收集的信息的真实性，调研人员随机选择医院；向医院管理人员当面讲解此次调研的目的、方法和意义等，并强调保密性和保护当事人表达观点的措施。在访谈提纲的框架内，调研人员请医院管理人员畅所欲言，不对交谈的内容做评论和探讨问题的解决思路；必要时，调研人员提出开放性的问题引导访谈深入进行。访谈结束前，调研人员请医院管理人员就访谈提纲未涉及的问题发表看法。

第二节　医改成效主观评价

此次调研共随机走访调查了 42 家医院，发放调查问卷 100 份，回收有效问卷 87 份，问卷有效率为 87%；与其中 19 个医院的管理人员进行了访谈。参与此次问卷调查的医院管理人员性别比例：男性是 80.46%，女性是 19.54%。医院管理层的年龄普遍偏高，其中 51 岁及以上的比例是 65.52%；36—50 岁的比例是 33.33%；而 35 岁及以下的比例只有 1.15%。接受调研的人员大多是单位的高层管理人员，所占的比例为 90.80%；中层管理人员的比例是 8.05%；还有 1.15% 是单位的业务骨干。

一　对医药改革的评价分析

自 2016 年全国重点推进"全部取消公立医院药品加成"举措以来，对公立医院的收入结构造成了一定的冲击。有 54.02% 的医院管理人员认为这项举措会给公立医院的运营造成一定的困难。还有 21.84% 的医院管理者持有乐观的态度，认为会更好地促进医院的发展。甚至有 8.05% 的医院管理人员很悲观地认为会严重影响医院的正常运营。由于本轮经济周期中，山西省经济增长乏力，基于政府补偿是否能够足额到位的具体考虑，因此 16.09% 的调研对象比较保守，认为现在还说不准。

如何破解医院现有的以药养（补）医机制，医院管理人员认为最有效的措施是加大政府直接财政补贴投入，响应百分比为 36.92%，其次是调整医院医疗服务项目的价格，响应百分比为

36.92%。有12.31%的医院管理人员认可"增设药事服务费"这项措施。虽然在2010年出台的《关于公立医院改革试点的指导意见》中指出，逐步取消药品加成政策，对公立医院采取增设药事服务费、调整服务收费标准、增加政府投入等途径予以补偿医院减少的合理收入。而从2006年至今迟迟未动的医疗服务价格调整补偿，能否切实消化掉取消药品加成所导致的业务收入降低，却是公立医院管理者出于履职尽责的事业心不得不担心的医院经营现实问题。

通过全面取消医院药品加成，降低医院收入药占比到30%以下，还不足以达到彻底破除以药养（补）医机制的目标。有52.22%的医院管理人员认为仅靠医院独自努力难以实现，还需要从上级补偿政策落实到位和医院内部管理主动挖掘潜力两个方面共同发力。尚有10.00%的医院管理人员很悲观地认为该目标在山西具体现实之下短期内几乎不可能实现。另外31.11%的医院管理人员表示，政策到位目标的实现就相对容易；其表达的真实意思同样是在强调"上级补偿政策"和"服务调价政策"落实到位的重要性。其他6.67%的医院管理人员持保守的观望态度。

国务院办公厅于2017年2月9日公布的《关于进一步改革完善药品生产流通使用政策的若干意见》中提出，推行药品购销"两票制"，在医改和公立医院改革试点地区率先推行"两票制"政策。调研结果统计显示，只有15.74%的医院管理人员认为坚持落实"两票制"是降低医院收入药占比到合理水平的有效措施。还有些认为提高医疗服务项目的价格是降低药占比的最有效措施，响应百分比为56.48%。结果表明，我们需要对医改内在逻辑和经济运行规律进行更加深入的反思，集合政产学研各界共同来对相关医改政策进行探讨。

二 对医疗改革的评价分析

早在2009年国家公布的《关于深化医药卫生体制改革的意见》中就提出，逐步推进公立医院管理体制改革，落实公立医院的独立法人地位。实施公立医院独立法人地位既是公立医院改革的基础和核心问题，也是国家医改的重要内容。医院管理者认为，落实公立医院法人地位的重要标志，首先是健全医院内部法人治理机构，其次是推行院长职业化。公立医院拥有独立法人地位和自主经营管理权，既能提高医疗资源供给的能力和质量，又能保证社会医疗资源供需平衡。

公立医院需要同时满足政府、社会公众、医院职工和医保机构多元化需求的现实，医院管理层需要越来越多地在体现公益性、救死扶伤、提高医务职工待遇、控制医药费用增长等诸多指标中寻求平衡。因此，有64.37%的医院管理人员认为在医院管理实践中面对的最主要困境是医院精细化管理缺少工具或人才。这主要是由于近年来公立医院管理层虽然通过各种方式来提高医院运营管理水平，但绝大多数医院管理者属于医而优则管的专业技术人员出身；并且医院管理工作纷繁复杂，主要依靠自身管理经验摸索和积累的传统管理方式，严重限制了医院管理水平和运营效能的提升。当今社会行业逐渐走向高度专业化，各行各业都在通过向"外脑"购买服务以提高管理效能效率，以弥补自身某方面专业化短板，仅依靠医院管理层缓慢的经验积累，来应对外界快速变化的经济发展、技术进步、患者需求变化升级，显然很容易捉襟见肘。

此外，部分医院管理人员一方面埋怨上级管得太多，医院缺乏管理自主权，个案百分比为47.13%；另一方面又希望上级加大对医院的具体支持力度，个案百分比为43.68%，出现了两难的局面。从而导致的后果：上级"一抓就死，一放就乱"，尤其是欠发展落后地区医院管理实践中面临的具体挑战。

人事分配制度改革，是公立医院改革的重点和难点。随着社会主义市场经济体制改革的深入，深化医疗卫生体制改革进入攻坚阶段，公立医院原有的人事分配制度与市场经济形势发展的不匹配性日益凸显。此次调研列出了六条关于深化医院人事分配制度的改革措施，医院管理人员分别按照重要性和实施难易程度排序，并通过加权计总的分析方法得出结果，重要性和实施难易程度的序列基本一致。

医院管理者普遍认为，医院人才招聘选用自主权的落实，是深化医院人事分配制度改革中最重要，同时也是实施难度最大的措施。公立医院综合改革指导意见提出，对医院紧缺的、高层次的人才，实行公开招聘和竞聘上岗，建立能进能出、能上能下的用人机制。其次是"备案制"编制管理方式下的医院全员聘用和岗位管理制度。在此之前，深圳曾在全国率先实行公立医院编制备案乃至全面取消，结果引发了更大范围的人才外流和引进困难。"备案制"编制管理是大势所趋，但如何落实是对医院管理层巨大的智慧考验。

其他四项措施按照重要性由高到低，以及实施难易程度由大到小，进行排序的结果为：建立符合各级各类医院特点的职称评审制度、建立适应医疗卫生行业特点的工资体系改革、建立符合各级各类医院实际的绩效考核分配制度，以及解决医师多点执业和区域注册带来的人员管理问题。

三　对医保改革的评价分析

国务院于 2016 年下发的《关于整合城乡居民基本医疗保险制度的意见》中提出建立统一的城乡居民基本医疗保险制度，整合城镇居民基本医疗保险和新型农村合作医疗两项制度。明确了"六统一"的整合基本制度政策，即统一覆盖范围、统一筹资政策、统一保障待遇、统一医保目录、统一定点管理和统一基金管理。

调研显示，有 45.98% 的医院管理者对医保整合方式和效果持消极态度，认为医保经办统一整合到人社部门管理会在一定程度上增加医院运营管理的难度。只有 24.14% 的医院管理人员认为该措施有利于医院发展，其他 29.89% 的医院管理者比较保守，未给出明确的答案。

面对医保改革和经办机构的整合，有 50.57% 的医院管理人员对医保支付方式改革持积极肯定态度，认为医院积极配合会有助于提高自身的医疗质量和管理水平。但同时也有 43.68% 的医院管理人员抱怨医保经办机构着重强调控费，医院被迫与经办机构在改革中进行利益博弈。

通过对比分析，对"医保经办整合到人社部门办理影响医院"的看法与对"医保改革和经办机构"基本态度两者之间，存在一定的统计学规律。数据表明，医院管理者认为医保经办整合到人社部门管理会增加医院运营管理难度，主要来源于医保经办机构的主要功能为控制费用增长，医院被迫与其在改革中进行利益博弈。而与新农合时代医保支付方式改革对医院医疗质量、管理水平的巨大作用，以及卫计委一手托两家、医与保紧密配合的状态相比，形成了鲜明对比。

四 对医改总体的评价分析

综合公立医院对医药、医疗、医保领域的改革实践情况，调查问卷显示有48.86%的医院管理人员的态度是消极的，表示三个领域改革都不成功。当被问及目前为止医改最成功的领域时，有36.36%的医院管理人员认为是医保领域，还有10.23%的医院管理人员认为是医疗领域，仅有4.55%的医院管理人员选择了医药领域。

对于医改的未来工作，家庭医生签约、分级诊疗和公立医院回归公益性三项改革措施得到医院管理者的普遍认可。而对于医患关系改善、医务人员职业荣誉感和医保支付方式改革的推进相比较而言评价不高。

小　　结

通过整体调研结果分析，相当一部分医院管理者对医改的整体推进情况持有保留和观望的态度。首先，医药领域的改革实践没有得到公立医院管理层的普遍认可。医院管理层把医院日常运营摆在首要位置，医院普遍存在医生靠创收生存的桎梏。取消药品加成对医院营业收入结构产生影响，在政府财政补贴有限及服务调价政策难落实的情况下，医务人员的薪酬不升反降，医务人员难免存在消极怠工的现象。国家和医院鼓励医务人员改革创新医疗技术，降低患者治疗费用，减轻了患者和家属医疗负担；由于医院营业额降低，医生的收入也随之减少，缺乏创新的动力。

其次，医疗领域的改革实践需要掌握好政府放权的分寸。适度的放权措施，如给予医院管理层独立法人地位和自主经营管理权，可以提高医院提供的医疗服务质量与供需平衡。不能完全地放权,需要政府制约医院管理层过度追求营利性,要始终保持公立医院的公益性。医院法人化治理改革推行缓慢,公立医院改革不仅是表面上公益性与竞争性的权衡取舍,还是体制上行政化与去行政化的严重对峙,更是本质上非法人化与法人化的理念冲突。医院管理层墨守成规,招聘人才侧重临床人员;而医院内部缺乏专业的精细化管理人才,面临管理困境。医院人事分配制度改革困难重重,医院编制管理、职称评审、绩效考核等各项制度有待进一步完善。

最后,医院管理层支持医保支付方式改革,却不太认可医保的整合方式。医保支付方式改革和整合城乡居民基本医保是医保领域改革的主体。此前我国广泛实行实报实销的后付费制,即按照服务项目付费。医改政策出台之后,付费模式向按病种支付的预付费制转变,有助于提高医院自身的医疗质量和管理水平。医保经办统一整合到人社部门管理,突破了医疗保险城乡分割体制和机制障碍,保证城镇职工、城镇居民、农村居民三项医保制度的待遇公平。同样也给医院带来新的挑战,比如新的宣传和培训任务、信息系统的整合改造、报销比例增高和垫付金额增长等,增加了医院管理层的管理难度。医保经办机构作为第三支付方,回旋的余地仅能在控费和付费机制进行调控。而医保经办机构着重强调控费,导致医院管理层不得不在医改中进行利益的博弈,再次增加了医院运营管理的难度。

第七章

大型公立医院治理领域现存
问题的确认研究

欲对大型公立医院治理结构和治理机制相关问题进行研究，首先要建立在对其现存问题有一个较为清晰明确的确认基础之上。从方法上看，可以有以下两种途径：一是围绕大型公立医院治理领域存在的各种利益相关集团，如患者、医务人员、医院管理者、卫生行政部门、药械生产商、卫生行业组织等，运用焦点小组访谈（Focus Group Diseussion，FGD）或名义团体技术（Nominal Group Technique，NGT）等研究方法，针对特定时期、特定环境下大型公立医院治理领域所存在主要问题，从数量、类型、内容等角度进行广泛收集、整理并最终确认。但在研究实践过程中，这条被认为可以快速确认有关问题的途径，却因在如何"精确界定和表述"、如何"进行问题归类"等方面缺乏行之有效的定量研究手段，而在作相应研究结论时只能得到"大致"的结果。

就像政治系统论的创立者、美国学者戴维·伊斯顿（David Easton）所说的"系统分析是处理复杂政治问题的最好途径"那样，相对于以上这种"快速简便的研究思路"，基于将系统方法与政策分析进行结合的思路，可以采用另外一条途径——文献荟萃分析。基本过程是尽可能系统地查阅和收集"特定领域"的文献，包括所涉全部报道、消息、内参、统计资料、专业文献、书籍、文件等，通过文献分析、科学计量分析等具体方法的引入应用，对文献进行定性和半定量的专题研究，系统分析、总结归纳"特定区域"所面临主要问题的数量、类型和内容，从而形成该领域的问题系统。

第一节 文献荟萃分析研究方法简介

文献荟萃分析作为一种非接触性的研究方法，源于社会科学借用自然科学研究的方法、程序，对有关研究领域进行一定历史时期文献内容的量化分析，通常日记、报告、手稿、备忘录、报纸等都可以作为重要的文献分析对象。它是研究者在试图了解某一事物对于其他人具有何种意义的过程中，用于全面系统地掌握相关事物被社会诊视或理解的方式的一种方法。

此方法一般包括以下几个步骤：一是建立研究目标；二是确定研究总体范围与具体分析单位；三是依据一定的测量量化原则，确定对分析单元资料内容进行分解的一系列分析维度；四是按照分析维度，把资料内容转化成分析类目的数据形式；五是进行具体关注问题评判记录；六是做出具体问题分析归纳。

第二节 文献荟萃分析方法应用

按照文献荟萃分析方法的有关步骤，从治理的视角对大型公立医院履行社会职能、提供疑难病症诊治服务过程中产生的一系列问题进行分析。

一 研究目标与范围确定

运用文献荟萃分析方法，对 2009 年国家新一轮医疗卫生体制改革具体试点之前，我国大型公立医院（三级医院）治理领域现存主要问题进行明确。

用于问题确认的文献资料非常广泛，具体可以包括国内外专业文献、专题书籍、研究报告和媒体报道等诸多种类。但首先考虑到与其他文献相比，专业文献由于研究者大都不预设立场，不但通常较为客观，是研究者深入思考研究的智慧结晶，而且由于相当多的专业文献因具有现实数据和统计方法的支持，所提出的问题也具体有相当强的系统性、逻辑性，可以较为容易对特定区域内存在的问题进行归纳总结，因此具体到主要资料来源相关专业学术期刊。

其次，鉴于社会性质、政府医疗卫生服务定位等国情差异，世界各国公立医院治理领域所面临的主要问题也会各不相同，因此主要以国内文献收集为主，国外文献的收集只作参考，而不纳入文献评阅。

再次，我国公立医院作为一种医疗服务组织形式，从出现到繁荣，先后历经国家社会主义改造前的公私并存、计划经济的一统天下、改革开放初期的"制度"松绑再到此次新医改前的各地自主尝试等60多年的历史变迁，不同时期的公立医院都会面临不同的治理环境，因此将文献研究的时间范围限定为，国家先后两次以中共中央、国务院的名义发布的《关于卫生改革与发展的决定》（中发〔1997〕3号）和《关于深化医药卫生体制改革的意见》（中发〔2009〕6号）为标志，从1997年到2009年的12年间的相关文献。

最后，针对我国三级医院定位于向几个地区提供高水平专科性医疗卫生服务和执行高等教育、科研任务的区域性以上的医院，无论从规模上（通常超过500张病床），还是从管理复杂程度上，都应属典型的大型医院；而目前我国近1300家三级医院中，除仅占不到2%的民营医院外，绝大多数属于政府或国有企业举办的公立医院。因此，目前在我国"大型公立医院"与"三级医院"在某种程度上具有相同或几近相同的意思。

依据这一思路，在"中国学术期刊全文数据库""中国生物医学文献数据库""万方医学网"三大数据库中，对1998年到2009年文献题名包含"大型医院""三级医院"关键词的全部期刊进行检索（现阶段我国大型医院以公立形式为主）。在排除了与所界定医院治理领域涉及范围不相关的文献、三大数据库中重复出现的文献之后，共得相关文献417篇作为具体分析单元。

通过对文献的来源、时间、研究类型、研究方法、研究论述的程度和作者基本情况进行分类统计，对文献重要性、研究饱和度等进行进一步分析，为下一步进行精度评阅时，对文献提及问题数量、类型的收集记录确定分析维度。

二　文献荟萃分析数据转化

（一）研究时间

通过对文献的发表时间研究，可以在一定程度上反映大型公立医院领域相关研究的受关注程度。从文献的发表年度来看，具体到各个年份为：1998 年 6 篇（1.4%），1999 年 7 篇（1.7%），2000 年 11 篇（2.6%），2001 年 15 篇（3.6%），2002 年 19 篇（4.6%），2003 年 28 篇（6.7%），2004 年 29 篇（7.0%），2005 年 36 篇（8.6%），2006 年 47 篇（11.3%），2007 年 66 篇（15.9%），2008 年 64 篇（15.3%），2009 年 89 篇（21.4%）。同时，再考虑到专业文献从研究、投稿再到期刊发表，会有一定的时间滞后。因此，可以看出此领域的研究正处在一个逐步增多的过程，而且随着国家发展改革委、卫生部等五部委联合下发《关于公立医院改革试点的指导意见》中未对公立医院改革路径进行明确，而是以试点的方式要求各地在一定改革原则下进行大胆探索。因此，可以预期未来一段时间对此进行研究和探讨的文献数量将继续增多。

（二）文献来源

收集到的 417 篇专业文献来源，共涉及 176 种期刊（期刊名称改变、不同版类等不重复计算）。从期刊涵盖范围看，既有中华医院管理、中国医院管理、中国卫生事业管理等国家级的社会医学与卫生管理核心期刊，又包括了上海医药、首都医药、山东医药等地方性的医药领域综合期刊；从专业领域看，既有中国管理科学、中国财政、价值工程等社会科学期刊，也涵盖中华医学杂志、中国公共卫生、中国医院等医学各类专业性期刊，反映了所收集文献兼具广泛性、代表性等特点。其中，文献来源最多的前三位分别是中国医院管理（7.9%）、中国医院（5.8%）、中华医院管理（5.3%）。文献来源较为分散，显示大型公立医院相关问题涉及面广、类型丰富。

（三）研究类型

研究所采取的具体方式或具体类型，常会因为所关注问题的多样性和具体使用研究元素的差异性而各不相同。社会科学领域通常将研究类型归纳为调查研究、实验研究、实地研究和文献研究四种，而这四种研究方式又集中反映了两种方法论倾向：实证主义方法论的倾向和人文主义方法论的倾向。其中，实证主义研究以问题导向为特征，利用归纳的思维方式，以观察事实和归纳逻辑为基础，透过现象的描述和解释进行理论命题概括，最后再由实际案例进行验证，又可以细分为案例研究、现场实地研究等几类；人文主义研究则以方法导向为特征，利用演绎的思维方式，以现有的法则、理论、公式为基础演绎推演出新的知识，又可以细分为遵循严密逻辑推理体系的规范研究和根据个人经验知识总结的思辨研究。

若以此为参照对文献进行分类的话，就可以将之总结归纳为领导讲话和文件、规范性理论研究、思辨性理论研究、案例实证研究、现场实证研究、消息文摘六类。这种分类具体运用按照所占比例的高低排列，对各地实际工作介绍的案例实证研究最多（41.09%），其余依次为现场实证研究（32.92%）、思辨性理论研究（12.13%）、消息文摘（9.65%）、规范性理论研究（3.71%）、领导讲话和文件（0.50%）。具体分析则不难发现对于大型公立医院相关问题的研究，主要以具体问题导向的实证研究为主，大约占到全部研究的七成以上。这就造成了一方面基本资料翔实、具体，另一方面又略显内容繁杂、体系散乱的研究现状。

（四）论述方法

由于定量研究强调的是客观现象之间的相关性，而定性研究则更加关注现象与背景之间的关系，因此它们揭示出的问题角度往往会有所差异。具体到论述方法，根据具体文献最终对所研究问题得出相应观点方法的不同，按照"量和质"的使用比例，将其分为定性论述、引用少量数字的定性论述、定性定量结合论述三种类型。如果具体运用这种论述方法分类的话，按照所占比例的高低排列，依次为纯定性论述（53.71%）最多，定性定量结合论述（28.96%），引用少量数字的定性论述（17.33%）。

总体看来，我国大型公立医院相关问题以定性研究为主的研究方法应用现状显得相对单调，即使引入定量分析也是以统计描述分析为主。这相对于以实证研究为主要类型的研究类型而言，也反映出当前此领域研究的科学性、逻辑性和合理性还有待加强。

（五）研究者背景的情况

研究者的背景来源可以在某种意义上对相关研究领域的成熟程度作出反映。来自大型公立医院——研究对象本身的研究者占到总量的三分之二（67.33%），再结合研究类型、论述方法的分析结果，可以充分反映该研究领域相关问题尚缺乏归类，还处在"就事论事"的成熟前期。从相对较少的研究者来源如卫生行政部门（8.66%）、卫生管理研究机构（5.20%）、疾病预防控制机构（1.98%）、医学学术团体（0.50%）、医药企业（0.50%），这些与大型公立医院活动领域相关的其他机构对此问题关注较少，尤其是本应最为活跃的医学院校也只占到15.84%，从一个侧面反映在我国大型公立医院相关问题面前，其他相关利益者话语权的缺失。

三　具体关注问题评判记录

通过精读收集到所有文献，全面收集和记录文献中对研究对象"大型公立医院"存在问题众说纷纭的表述。在此基础上进行总结归纳之后，发现我国大型公立医院（三级医院）治理领域存在的问题大致包括以下71类，问题目录如下：

问题1：医护人员比例不协调，护理人员数量严重不足

问题2：医务人员普遍超负荷工作

问题3：大型医院医务工作职业危险性较其他医疗机构更大

问题4：医务人员工作满意度低

问题5：医务人员职业安全感低

问题6：缺乏职业化的医院管理队伍

问题7：依法执业不严格，影像、病理、后勤等人员资质不合要求

问题8：护理人员素质不能达到要求

问题9：政府对医院财政投入严重不足

问题10：医院内部药械耗材管理混乱，国有资产流失

问题 11：重复购置仪器，使用效率低，造成资源浪费致医疗成本居高不下

问题 12：热衷于在创建更高等级医院上下功夫

问题 13：卫生行政部门主持的等级评审成为医院发展唯一衡量标准

问题 14：医院发展贪大求全，缺乏特色

问题 15：对医院人财物的管理权限分散于不同政府部门，划分不合理

问题 16：政府对医院的控制管理手段简单，缺乏系统性

问题 17：医院内部审计作用不明显

问题 18：医院药械部门商业贿赂频发

问题 19：医院内财务管理水平滞后

问题 20：相关信息公示制度不健全

问题 21：与收入挂钩的绩效评价体系不能反映医务人员实际情况

问题 22：绩效评价不能反映医院管理者实际情况

问题 23：医疗服务价格不合理，经年不变不能真实反映劳动价值

问题 24：医院收入过多依靠药费收入

问题 25：政府财政投入比例过低

问题 26：现有正规渠道薪酬不能反映医务人员付出

问题 27：药品回扣现象普遍，推高药品价格

问题 28：不同医院间各自为政，检查结果不能互认

问题 29：与基层医疗机构联系不紧密，分工配合少

问题 30：非正式事业编制职工缺乏归属感，人员流动率大

问题 31：事业编制人员与合同制人员待遇差异大，不能做到同工同酬

问题 32：医院管理者缺乏管理战略思维

问题 33：医而优则仕，技术骨干浪费大量时间于行政事务

问题 34：医院分科过细，患者就医无所适从

问题 35：病案管理对医疗决策辅助作用不能有效发挥

问题 36：患者满意度调查失真，反映问题针对性不强

问题 37：医院管理者选拔任用机制僵化，自主性差

问题 38：医院规模无序扩张，国有资产经营风险不断加大

问题 39：产权不清，出资人管理缺位

问题 40："管办不分"卫生行政部门有推荐权而无任免权，缺乏内在监管动力

问题 41：就医人群常见病过多挤占有真正需要人群就医资源

问题 42：医患沟通不良，双方互相信任感缺失

问题 43：医院各项医疗服务成本不清，运营效益提升困难

问题 44：患者就医知情权、同意权得不到有效重视

问题 45：医疗纠纷处置机制不完善，造成医患双输局面屡屡出现

问题 46：医疗责任保险发展缓慢

问题 47：药品 15% 顺价加成，国家政策刺激医院药品销售

问题 48：出于自保或自利，医生临床用药不合理

问题 49：手术前相关程序未按规定履行

问题 50：处方管理不善，用药违规较为常见

问题 51：临床科研对推动作用不明显，未能承担起医学创新社会责任

问题 52：医院不能很好承担临床医学教育工作

问题 53：公共事件发生紧急情况下，不能体现社会职能定位

问题 54：不能承担起作为"最后"的医疗救治场所任务

问题 55：就医流程设计不合理，导致病人等待排队时间过长

问题 56：病人通过正规渠道看病挂号难

问题 57：病人住院时间难以有效缩短，病床周转次数难以提高

问题 58：不同经济发展地区医疗费用差异大

问题 59：不同医保类型患者经济负担差异大

问题 60：群众在大医院就医经济负担过重，因病返贫、放弃治疗时有发生

问题 61：抗生素类药物使用过多，致耐药性增加，影响疗效，增加经济负担

问题 62：人口结构、生活方式和疾病谱等变化带来的高端特需服务过多地由大型公立医院承担

问题 63：家庭医疗费用支出增长超过收入增长速度

问题 64：公立医院改革缺乏国家层面顶层设计，相关文件多但可操作性和系统性差

问题 65：行业（职业）自律机制尚未形成

问题 66：医疗保险控费作用不明显

问题 67：社会大众对相关就医知识了解过少

问题 68：医学相关知识膨胀爆炸，即使不同细分学科间医务人员也很难做到及时掌握

问题 69：生物医学模式指导下的医院发展缺乏对人文精神、人文关怀的追求

问题 70：社会转型期价值观混乱带来的医院医务人员道德滑坡

问题 71：医源性污物处理不当，危及环境及群众健康

第三节　治理领域问题分析归纳

在我国大型公立医院历经几十年发展，医疗设施设备、医疗技术水平、医疗服务人才、医院管理经验等诸多医疗服务必备要素全面紧追世界先进水平的今天，相比改革开放之初理论上越来越高越强的服务能力，应该为整个医疗卫生系统带来更高的社会评价。可为何事实却恰恰相反，群众"看病难、看病贵"特别是在大医院尤其严重的指责，却不绝于耳？大型公立医院存在问题之多、涉及范围之广、利益纠缠之复杂，单从前述"问题评判记录"部分就可略见一斑。按照一定思路、探寻问题产生的内在逻辑，是进一步探索解决之道的前提和基础。虽然对整个所收集到问题经过汇总归纳，但仍有 70 个之多，一方面数量上尚显庞杂，另一方面各问题之间有的互为因果，有的关联性较弱，直接用于明确 2009 年新一轮医改前我国大型公立医

院（三级医院）治理领域现存主要问题，存在逻辑困难，尚难做到系统了解。

系统论的观点告诉我们医疗卫生系统构成虽然繁杂，却是依据一定规律运作的，具有很强的系统性，可以用一系列子模之间的联系来表达各种因素之间的相互依赖和作用关系。因此，借用"卫生系统宏观模型"对大型公立医院（三级医院）现存主要问题，从治理的角度进行分析归纳（见附录一）。

一　内部子模（大型公立医院内部）

（一）资源结构上的"计划"投入与"灵活"使用

任何系统功用的发挥都肇始于资源的输入，投入来源和方式则会在很大程度上影响系统生产过程和最终结果。鉴于医院可以通过提供医疗服务获得经常性收入，计划经济时代公立医院资源投入完全由计划统配的方式在20世纪90年代国家确立市场经济发展模式之后，发生了重大改变。绝大多数大型公立医院的单位性质被定义为"差额补助"的事业单位，即保留了政府控制的身份，仍由政府严格控制人、财、物等资源在有关规定下的编制标准投入，但允许医院对投入不足部分以灵活的市场方式变通补充，满足医院发展运营需要。严控医院人力资源编制，并按具体编制数量以固定"人头费"的形式进行财政投入的计划经济资源投入方式，显然不能适应我国市场经济高速发展、人力物力成本快速上升的局面。面对医药卫生事业费用占财政支出比例始终未达到4%的目标，并从80年代初的2.96%一直下降到2004年的1.80%的实际情况，国家在一系列政策上鼓励公立医院自己想办法维持正常运作并谋求建设发展①。

发展建设资金不足，虽然国家实行医疗服务价格管制，不少医院采用靠药品加成收入、靠高端检测项目收入、靠药械耗材收入等"三大法宝"来应对，先后成长为拥有更高端设备、具有庞大规模

---

① 杜书伟、郑大喜：《公立医院的经济投入及其来源分析》，《中国卫生经济》2009年第1期。

的大型医院；医务人员特别是医院临床辅助人员不足，虽然国家实行人员编制控制，医院又纷纷采用编制之外合同雇用、降低辅助人员素质要求、相应延长工作时间等方法灵活变通……主要问题虽然得到了缓解，但也引发了计划体系"空白"之下的医疗设备、药品耗材管理失控，编制外人员难以同工同酬，医务人员职业倦怠严重等"并发症"。

（二）组织结构上的外部相互关系不协调与内部管控水平低下

公立医院存在于大的社会系统之中，通过各种孔道与外部环境中的诸多组织有着千丝万缕的关系，会受到各种各样的影响。在大型公立医院的横向外部组织关系上，不同等级的公立医院设置布局，是国家从便利患者就医和充分利用卫生资源两个角度进行医疗卫生规划的结果。一、二、三级医院分工协作，以较高的卫生资源利用性价比分别处理常见小病、较重疾病和疑难杂症，各负其责，优势互补。然而当国家财政投入普遍只能占到支出不足10%，而公立医院主要靠自身服务能力吸引患者就医时，这种分工协作关系就转变为市场竞争。特别是现代医学服务能力、学科水平与设施设备先进程度联系紧密，级别越低的医院，规模越小，设施设备越落后，老百姓对其技术水平的信任程度就越低，靠检查和耗材收入获益难度就越大。结果就是医院等级、设施设备、技术水平、服务吸引能力、医院收入构成了一个完整的发展循环，强者恒强，弱者越弱。《健康报》的一项调查显示，我国医院床位数量从 1980 年的 119.6 万张增长到 2010 年的 338.7 万张，增长了 183%，而在 2003—2011 年短短的 8 年时间内，800 张床以上的大型医院从 206 家增长到了 857 家，增幅达到了 316%[①]。所有的公立医院都将上规模、上等级作为竞争胜出的利器，市场竞争取代了相互协作，自负盈亏加重了不同医院间检查结果不能互认的医疗浪费。

另外，在公立医院的纵向管理体制上，事业单位定性使计划经济遗留下来的行政官僚化管理体制依旧发挥着作用。名义上卫生行政部门

---

① 管索：《医院扩张是与非》，《健康报》2012 年 12 月 17 日第 5 版。

负责公立医院的举办和行业管理，但实际上所有者职能却分散于各个行政部门：人事部门负责人员编制，财政部门负责财政拨款，组织部门负责管理人员任命提拔，计划部门负责设施设备建设引进。各部门都能在一定领域决定医院的资源投入，但权力又都只能在一定范围内起作用。本来应该是政府部门代表全体人民拥有公立医院所有权，代为行使"出资人"相应权利，却因"多龙治水"，造成了谁也要管、谁也不能对最终医院运营结果担负全责的出资人管理缺位的混乱局面。

与外部关系的不协调相对应，整个医疗卫生服务体系混乱竞争，政府对医院的行政管理手段失效，公立医院内部管控水平必然低下。对医院业绩的衡量，过多地使用反映医疗市场竞争结果的年收入、门诊住院人数以及反映医院发展速度的医院资产增加、床位规模等指标。公立医院公益性责任没有转化为可量化考核的管理目标，如患者就医经济负担、就医方便程度等那些能部分反映的指标也在业绩衡量中退居其次。只要规模够大，就诊人数够多，丰富的现金流量可以让财务管理漏洞，在医院日常流水账目面前"波澜不惊"，实际的资产质量、运营效率等问题被医院总资产逐年快速增长表象所掩盖。在速度规模制胜的"简单"公立医院发展逻辑之下，医院管理者的管理能力提升、医务人员科学合理的激励评价、不当职务行为的管理处罚等对提高医院内部管控水平至关重要的机制环节自然就显得不那么重要了。

（三）行政结构上的选任与监管分离

责任与权利对等是管理重要原则之一。尽心监管的动力来源于权力授出之后，相应使命履行情况的责任追究。我国公立医院管理行政化倾向严重，不同等级的医院都会对应相应的行政级别。按照现行管理权限级别划分，卫生行政部门可以推荐大型公立医院管理者人选，但通常会由相应级别的组织部门来任命。在这种选任机制之下，医院管理者原则上是向有任命权的组织部门负责，但却由无任免权的卫生行政部门执行日常监管。这就造成了选任之前，出资人管理职责划分不清，负责日常管理考核的卫生行政部门虽然了解情况但缺乏足够的选任自主权；而医院管理者一旦获得任用，由于拥有几乎全部的日常运营自主权，又会通过医院的扩规模、上等级等易于观察到的"政绩"，来取得缺乏科学评价技术手段的任命机关的认可。

可以说，管办不分在大型公立医院有着不同其他的独特含义。卫生行政部门承担着"办医"的责任，却在最为重要的管理者任免权方面缺少权威。委托代理的权责不统一，打板子却要落在自己身上，"管医"自然避重就轻。出资人管理缺位引发的"公民、政府、医院、医生"委托代理链条进一步弱化，是大型公立医院行政结构选任与监管分离的必然结果。

（四）服务过程上的机制扭曲与矛盾激化

按照委托代理的原则，计划经济时代政府或集体以举办和补贴公立医疗机构的方式为全国人民提供医疗服务，所需资金的不足部分通过公费医疗、劳保医疗和合作医疗进行补充，所需药品、器械、耗材、设施设备等其他医疗服务生产要素统一通过计划调配按成本价格供应，并以逐级审核批准的方式通过医疗机构之间转诊来分别解决小病、大病和疑难病。在整个医疗卫生系统的运转完全由政府统一计划管理之下，尽管包括医疗服务机构、药械生产企业以及相应工作人员在内的生产要素提供者积极性、创造性受到影响，存在技术水平不高、服务供应不足等缺点，但基本能满足当时人民群众的基本医疗卫生服务需求。

随着我国经济发展方式从计划到市场的快速转型，一方面，医疗卫生机构"放权让利"改革使公立医院获得的财政支持比例逐年降低，医院提供服务所需面对的设施设备、药品耗材甚至水电煤、办公用品等交易对象越来越市场化，医院及医务人员需要摸索适应不断变化中的社会体制；另一方面，城市企业改制和农村集体经济解体使劳保医疗、合作医疗失去了存在的经济基础，以自费看病为主的患者在获得较大的就医自由选择权的同时，也需要在寻求医疗服务的过程中去直接面对利益博弈。此时适应市场经济的社会共识尚未达成，旧的思维方式占据着道德制高点，社会转型期新的利益平衡只能通过"潜规则"的方式，以较高的交易成本保证参与各方的核心利益。医疗服务相关领域严重的信息不对称，赋予了交易中组织结构性较强一方更多的优势，大处方、医药合谋、违规用药愈演愈烈，"赢者通吃"的"马太效应"更进一步催生了对绝对收益的过分追求。而人数众多、缺乏组织的患者由于自身利益难以有效凝聚，很难通过正规的沟通渠道与交易各方进行协商，通常只能默默承受交易强势一方不断转嫁过来的成本。一旦再发生医疗纠纷，压抑在内心对"看病难、看病贵"的不满情绪，就难免以简单粗暴的方式释放出来，直指直接面对他们的医院和医生。而反过来，这又会加重医患双方的隔阂和不信任，互相的提防进一步推高患者未来看病就医的费用。

（五）系统结果上的"看病难"与"看病贵"共存

国家设立公立医疗机构目的是保障医疗卫生服务的公平性和可及性，而设立专为解决疑难杂症的较高等级的大型公立医院还兼具临床科研、医学教学、突发卫生事件应急等诸多目的。按照医院分级管理制度的初衷，大医院负责疑难病症，小医院以普通小病门诊为主，通过双向转诊相互支持协调，由于疑难病症毕竟发病率较低，大医院看病应该不难；而公立医院由政府利用公共税收举办，其公益性定位具有平抑市场医疗价格的功能，即使是为了用价格杠杆以高于中小医院的收费分流患者以减轻就医压力，最终也会通过补"需方"的方式不至于出现看病贵的问题。

但从实际系统结果上看，患者在大型公立医院就诊却是"看病难"与"看病贵"两个问题共存。一方面，大型公立医院的管理者面对财政投入不足而又急于做出"政绩"的压力，顾不上医疗机构功能定位，追求扩规模、上设备，求大求全，大小病通吃。调查显示，社区卫生服务工作搞得较好的上海市，2001年占医院总数不到8%的三级医院诊疗人数和出院人数却分别达到25.7%和28.5%[①]。对门诊住院就医数量、医疗收入等偏离大型公立医院定位指标的过度重视，从主观行为上推动了看病难；在政府对公立医院价格管制之

---

① 黄丞、张录法：《困局与突围：我国医疗服务提供体系的问题与对策》，上海交通大学出版社2010年版，第124页。

下，依靠不同级别医院医疗服务收费价格差来实现就医分流，对自费患者抑或医保患者而言与减轻病痛、恢复健康相比，远低于实际成本的医疗服务收费差别并不足以敏感到影响他们的就医选择。患者集中到大型医院就诊，致使医院人满为患，进一步造成其医务人员工作负荷增大，再加上就医流程设计不合理等医院内部运营管理水平的落后，心浮气躁之下服务态度很难保证，在大型医院"看病难"就成了应有之义了。另一方面，"看病贵"首先是一种主观心理感受，这与计划经济时代形成习惯性思维有关，因为作为国家举办的带有福利性质的公益性事业，医疗卫生服务应该执行低廉收费这在人们心中已经根深蒂固。其次是大型医院的"看病贵"并非贵在真正能产生其他中小医院不能提供的、具有独特价值增值的医疗服务行为上，药费、检查费占比高才是主要原因。过高的药费表面上由于院外流通领域环节过多，其实除中间药品流通商家利润之外，医疗机构内部有关人员的药品回扣也是药价虚高的主要推手。在具有相同疗效的多种品牌药品面前，患者通过挂号就诊已将药品实际使用权委托给医生，药品的销售很大程度上就取决于医院药房有没有和医生愿不愿用。当高额回扣计入药品成本之后，由药价虚高、药品滥用带来的大型医院"看病贵"也就随之产生了。

二　外部子模（大型公立医院外部环境）

包括经济发展水平、政治结构、社会文化、人口需要、生物环境和行为习惯等系统外部情况，构成了大型公立医院存在的外部环境，也对其社会职能的履行发挥着决定性影响。可以说我国大型公立医院（三级医院）治理领域现存的种种问题，都是系统外部子模的伴生现象。

首先，对大型公立医院优质医疗资源所提供服务需求的快速增长，是建立在国家经济日益繁荣，人民群众生活水平日益提高，人口结构、生活方式、疾病谱发生剧烈变化，对高质量生活状态要求急剧增加基础之上的。对大型公立医院治理领域现存问题的质疑，绝不能简单地认为回到计划时代由政府包办一切，所有问题就会迎刃而解。

改革开放之初的 1981 年全国年需住院病人 5000 万人次，但当时的医院容量只能解决 2500 万人次。特别是有关"吃大锅饭"的医务人员工作积极性、主动性不强，医院基础设施年久失修，仪器设备陈旧落后等医疗服务供给不足问题的缓解，都是改革开放之后我国医疗卫生事业取得的巨大成就。

其次，社会主义市场经济统治地位确立，社会每一个经济单元的自身活力都被调动起来，激烈的市场竞争带来了社会财富创造潜力的彻底释放，优胜劣汰面前以劳动单位为统筹层次的劳保、合作医疗医保体制逐渐失去了存在的基础。在国家有财力建立起能适应市场经济特征的新的医疗保障网，并主动增加医疗事业财政投入，改变公立医院收支结构之前，在大型公立医院看病贵很难得到根本的缓解。而面对就医费用大部分以家庭为单位自费承担的现实，再使用行政手段强迫人民群众放弃在什么医疗机构就医的自由选择权，既不人道也不现实。此种情形之下按照交易费用理论，患者蜂拥到技术水平高、医疗质量有保证的大型公立医院，尤其是当需求超过了医院的提供能力和管理水平之时，在大型医院看病难也就是必然结果了。

再次，改革开放之后，政府包办一切、社会被国家完全取代的计划体制组织形式发生了巨大改变，旧的社会组织结构正在失去功能或需重新寻找定位，新的社会组织结构的形成还需要一个逐渐完善的过程。在这样的转型变革中，僵化的科层机构行政体系所特有的条块管理之间难免会有"三不管"的权力空白出现。当市场和政府都不能或不宜出现之时，包括医疗卫生领域在内整个社会的运转规则就需要进行有针对性的建构和改变，以功能调整为主的多元参与治理就成为可能的选择。但医疗服务这样的公共产品领域欠缺了政府主导之下的顶层设计，而简单遵循国有企业改制相关逻辑，以市场方式推进公立医院改革，确保大型公立医院公益性的体制机制就很难形成，会进一步使医疗卫生领域的委托代理问题趋于恶化。

最后，现代医学进入分子水平研究时代之后，医学相关知识获得了爆炸性增长，大型医院的学科越分越细、新的治疗技术方法不断涌现。医学专业性进一步增强的同时，医患之间的信息不对称更加显著，利用信息优势和委托代理便利条件实现自我利益最大化的"诱惑"就会增强。如果道德自律和外部监督不能及时跟上，公立医院治理领域的"灰色地带"极易成为道德沦丧、违法犯罪的温床。

小　结

改革开放之后，我国大型公立医院医疗设施设备配置越来越先进，药品耗材供给越来越充足，医学技术水平越来越先进，机构规模与人才储备越来越庞大雄厚，迅速实现了与世界先进水平的接轨，满足着人民群众对高质量医疗服务的需求。这种由主观能动性激发的进步，是过去政府包揽一切的计划经济时代无论如何也不可能做到的。在探讨大型公立医院甚至是整个医疗卫生事业存在的问题之前，必须是在要首先承认改革开放所带来的令人瞩目成就的基础之上。应该说"看病贵，看病难"、医疗公平程度下降、医疗行业声誉下滑等问题，主要是受到经济发展、社会结构、人口需要、生物环境和行为习惯等系统外部情况影响，没有统筹解决好与快速发展相伴生的结构性矛盾所致。不管是退回计划经济时代，走政府包揽一切的老路，还是模仿国有企业改制，走完全依靠市场机制的"新路"，都不可能一劳永逸地解决大型公立医院提供医疗服务过程中出现的所有问题。

从治理的角度对大型公立医院现存问题进行梳理，不难发现浮在表层的是患者看病难、看病贵，医务人员工作满意度低，医院内部管理落后，医患关系紧张，社会评价不高等，其实真正矛盾是水面之下的医院乃至整个医药卫生事业系统管理体制机制不能适应外部社会环境变化。随着改革开放的不断深入，我国生产组织方式转变带来了社会转型期社会结构重组，过去由国家或集体代替各经济单元以计划调拨方式解决社会交换问题已不再可能。在新的社会结构能够重新凝结并发挥作用之前，一旦缺乏一个经过顶层设计的问题解决框架，参加系统服务过程的各利益方只能按照"丛林法则"，以罔顾系统远期共同利益的方式，追求各自即期利益的最大化。贯穿于患者求诊就医、医院组织服务、社会资源交换、医疗结果评价的大型公立医院提供医疗服务整个过程，参与系统行动者数量众多，利益追求各异，集体行动能力也存在较大差异。而大型公立医院目标多样、任务多维，以及复杂服务过程中存在严重的信息不对称的显著特点，分别决定了组织结构性最差的患者群体及其利益代表——政府机构在与其他行动者进行利益博弈，会天然地处于劣势。组织结构性强（集体行动能力强）、利益追求单一的利益相关者如药械厂商等，就会有足够的动力和能力利用转型期社会规则漏洞，主动与委托代理链条中间环节以私下交易的方式，联合形成了一个对抗第三方的联盟，充分攫取本该属于较弱行动者和处于信息劣势行动者的部分利益；而在一定条件下，弱势一方也可能会试图通过反击以改善他们的博弈地位（医患合谋、医闹现象等）。久而久之，那些看不见的、明文没有规定的、约定俗成的，但是却又是广泛认同、实际起作用的、必须"遵循"的社会潜规则就会逐渐形成。而潜规则由于通常不容于社会基本道德规范，只能以私下交易的方式进行，缺乏了比照带来的"竞争"，极易造成参与各方总体成本增加，系统运行效率下降，社会资源严重浪费。换一个角度看，社会潜规则的"潜"本身也是一种生存策略，从另一方面也表明了对更符合社会实际的、更高层次的正式制度和规则的需求。具体到大型公立医院而言，就是所谓的由多主体共同参与的有关治理结构和治理机制。

第八章

· —+—·—+—·—+—·

大型公立医院治理模式构建

现代社会的正常运转是以契约为基础的①。具有独立人格的平等主体之间，按照共同信守的约定自主地进行利益交换，以实现社会活动的公平和理性。这种共同信守的约定，在形式上既可以表现为由明确主体之间明文规范缔约各方责任权利义务的交易契约，也可以表现为为促进公共利益体现社会集体意志的公共契约。

从任何社会组织都是由一组契约组成的论断出发，就可以把大型公立医院提供医疗服务理解为是利益相关者之间的一系列多边契约。其缔约主体包括政府、医务人员、医院管理者、患者、医保机构、药械厂商、相关行业专业组织、其他类型医疗机构甚至社会公众和大众媒体等多方参与者。实际上这些利益相关者都向医院提供了各自的资源，付出了相应的成本，并预期得到相应的利益。为保证"契约"得以公正公平的实现，各利益相关方都应该要有平等协商的权利，而这则有赖于构建能包容有关利益各方的治理结构和能伸张各自合理主张（核心利益）的治理机制。

第一节 利益相关者识别

对利益相关者进行类型界定，是确定利益相关者参与组织治理方式的基础。对利益相关者进行识别分类之后，便可以根据各方与大型

---

① ［美］W. 理查德·斯科特：《制度与组织——思想观念与物质利益》，姚伟等译，中国人民大学出版社2010年版，第8页。

公立医院的关系差异，更好地确定适合其参与治理的方式。美国经济学家布莱尔（Blair）曾将利益相关者界定为"所有那些向组织贡献了专用性资产，以及作为既成结果已经处于风险投资状况的人或集团"，根据各利益相关者的投资专用性程度及退出障碍的差异，会导致其交易风险承担程度的不同，以"投资专用性"（或退出障碍）和"是否存在交易型合同"两个维度对大型公立医院利益相关者进行界定（见表 8 - 1）。

表 8 - 1　　　　　　　　大型公立医院利益相关者类型识别

		投资专用性	
		专用资产（或退出障碍）	通用资产（或退出障碍）
合同类型	交易契约	专用资产交易型利益相关者（医务人员、患者、医院管理者、办医职能的政府角色）	通用资产交易型利益相关者（医保机构、药械厂商）
	公共契约	专业公共型利益相关者（行业专业组织、其他类型医疗机构）	普通公共型利益相关者（媒体、社会公众、管医职能的政府角色）

注：政府既是代表国家对公立医院投资的出资人，又是运用公共契约对医院服务价格、质量、水平等进行管制约束的监督管理者。

一　专用资产交易型利益相关者

在大型公立医院履行社会职能的过程中，医务人员、患者、医院管理者、政府通过聘用合同、住院挂号（合同）等交易契约形式，都直接并且持续参与医院医疗服务有关活动，也都进行了专用型投资，是受影响最为显著的利益相关者群体。

（一）医务人员

以医生为核心的医务人员是医疗服务最直接的提供者，投入资产的主要是具有较强人身依附性的人力资本。这种资本需要漫长而艰苦的医学理论学习和临床经验累积，对于属于知识密集行业的医疗机构而言，是最为重要的一种资源投入。按人力资本理论中是否产生报酬递增的标准，人身依附性较强的人力资本本应属于同质性资本，知识的通用性决定其几乎不存在退出障碍，这也是欧美各国公立医院医生有许多并不属于医院雇员的原因之一。但大型公立医院的专业化分工，要求医务人员选择其最擅长的工作领域，医疗服务技能被严格限制在一定的专业范围内，使其人力资本发生了向异质性专用资本的转变。再加上我国大型公立医院多为执行国家事业单位管理体制的组织，医务人员与政府建立统一管理的人事关系，因此医务人员应该归入专用资产交易型利益相关者之列。

异质性人力资本的资源稀缺和医务人员的工作性质，决定其绝对处于医疗服务提供的中心位置：一是了解患者疾病发生发展趋势，掌握医学专业知识技能，知晓不同医疗方案措施的成本消耗，是集患者健康状况、诊疗服务知识和医疗成本消耗等诸多信息于一身的信息拥有优势方；二是指示患者检查化验，为患者开具处方，是集诊疗服务建议、医疗行为实施于一身的医疗保健服务掌控方；三是兼具医院生产委托和患者服务委托的双重委托代理身份。某种程度上说，医务人员的行为会影响到所有其他利益相关者权利和义务的实现，是医院体系可能发生各类交易的契约交汇之地。所以，围绕医务人员在大型公立医院治理结构中的角色设计，将是有关治理机制发挥作用的重要基础。

（二）患者

在医疗服务过程中，患者除了与普通消费行为一样，需要投入资金支付医疗费用以外，更为重要的是由于医院是针对患者的健康需求提供服务的，其产品是以患者身体健康甚至是生命为基本载体的。这种类型的资本投入就单个患者或是医疗服务而言，与人力资本、物质资本或智力资本相比独一无二，几乎可以说具有最高的退出障碍。但与此同时，患者在医院就诊挂号与之达成交易合同之后，却由于对自身病情、药物疗效、手术风险、服务成本等严重的信息不对称，而没有与医生、医院进行谈判的能力。若没有医患之外的第三方参与，患者几乎只能完全依赖服务提供方。也正因如此，作为社会大众代理人的政府为有效避免信息不对称、契约不完全导致的交易费用高昂，专门以利用公共财政举办公立医院的方式，为大众提供医疗服务。

作为医疗服务的需求者、消费者，患者虽然在接受服务的过程中处于绝对的信息劣势，但由于医疗行为结局最后会为其身心这个载体所承载，患者对医疗过程和结局都有着最直观清楚感知，既有能力对医疗服务效果进行评价，也有对医疗服务接受与否进行选择的最终权利。可以说，脱离了患者资源投入，公立医院就失去了进行社会生产的基础，失去了组织存在的社会价值。而在我国大型公立医院治理现况中，由于患者是以一个个单独个体存在的，数量庞大、侧重不同的患者利益诉求凝聚非常困难（成本过高），过长的委托代理链条也很难及时准确作出反映。所以，在大型公立医院治理结构和机制设计上，如何通过切实有效的手段，提高患者这一特殊利益相关群体的"权威性"，让他们的利益诉求从制度层面进入医院发展战略和日常管理的各个环节，将会对提高大型公立医院的服务质量、运营效率发挥极其重要的影响。

（三）医院管理者

患者在大型公立医院接受的医疗服务，从病情诊断、药物（手术）治疗到护理康复等诸多环节，都需要一个完善的操作平台和环境支持。一方面，医院要完成医疗服务生产，需要从政府、药械供应商、医保机构甚至是医务人员、患者等有关利益各方以利益交换的形式，获取人财物等各种资源，保证医院的生存发展；另一方面，只有在一定的组织方式之下，所获得的各种生产要素经过合理调配、相互补充，医疗、护理、药剂、设备、感染防护、质量控制、后勤服务等才能形成一个有机整体，支撑医疗服务活动高效率完成。这一切都离不开医院管理者对临床医学服务常识的了解熟悉，对现代医院服务生产管理的把握掌控。特别是现代大型医院体量之庞大、社会职能之特殊、管理之复杂，传统上所谓"医而优则仕"的临床专家或"外行领导内行"的管理专家，其背景单一的知识结构、工作历练，通常很难满足对医院管理者组织管理能力的超高要求。因此，现代医院职业化管理者所投入的人力资本，并不比医务人员的更易获得，属于典型的社会稀缺资源。

在我国社会发展转型阶段，大型公立医院的生存发展现况已在前述有关内容进行详细分析，其管理者所需面对的如医院组织公立性质与政府财政投入不足、医疗服务救死扶伤的神圣宗旨与相比付出不匹配的薪酬激励等诸多难解困境，已远远超出了管理者依靠自身能力解决的范围。从某种意义上说，医院管理者对公立医院改革的期待不亚于任何其他利益相关方，只要所构建的大型公立医院治理模式能够真正缓解当前困境，他们将具有极强的积极主动性参与其中。

（四）政府有关行政部门

依据宪法原则和执政党纲领，政府及其下属有关行政部门事实上是代表全体人民（股东）行使对公立医院的管理职责，其目标是在预算约束条件下实现全体公民卫生服务效益的最大化。从治理的角度看，其具体工作包括两大类：一是直接利用公共财政举办公立医院，并负责一部分的医院运行筹资；二是通过医疗市场准入管制（机构、人员、设施等）、医疗价格管制、质量标准管制以及信息披露等管制措施，构建包括大型公立医院在内的所有医疗机构共享的外部治理环境。其中，政府的第一大类工作实际上履行的是公立医院出资人的角色。虽然政府对大型公立医院的有关管理工作会分散于卫生、财政、组织、物价、人社等各个行政部门，但医院法人治理结构建立之前，按照计划管理体制行业分类，拥有医疗机构及医生准入审批、医疗质量监督等权力，并与医院在人事、财政等方面存在各种共同利益的卫生行政部门，具有相当的代表性。因此，在大型公立医院治理模式研究中，从分析便利的角度主要将卫生行政部门作为政府代表纳入后续论述。

政府与公立医疗机构的关系是依法授权和委托代理关系，对公立医院具有真正意义上剩余索取权和剩余支配权。因此，作为大型公立医院的投资者，政府同时还掌握着医疗卫生领域相关政策制定的权力，可以说是公立医院改革的主导力量，只有它才有愿望并有能力促进公立医院的治理模式改革。

二　通用资产交易型利益相关者

医保机构、药械厂商以保险合同、供货合同等交易契约形式，持续参与医院医疗服务有关活动，为医院开展医疗服务提供资金、药械等资源投入，相对而言退出障碍较专用资产交易型利益相关群体为轻，是受影响较大的利益相关者群体。

（一）医疗保险机构

医疗保险机构在我国包括政府部门经办的社会医疗保险机构和商业医疗保险机构两种类型，其中由城镇职工、城镇居民、新农合组成的社会医疗保险占据绝对主体地位（2011 年我国社会医疗保险覆盖面已达 95%）。虽然社保和商保在对经济利润的态度上存在一定差异，但其本质都是用来自参保对象的医疗保险基金集中起来，用风险分摊和转移补偿的方式，来为医院提供的医疗服务付费补偿。但通常作为参保患者医疗服务费用的付费代理人，医疗保险机构在与医疗机构就付费方式、定价策略、质量与成本控制等方面进行谈判的专业能力，其对医疗行为所具有的监督制约、补偿引导作用，对实现大型公立医院的善治具有特殊功能。

（二）药械厂商

药品和医疗器械供应对定位于疑难病症诊治的大型公立医院而言，是为其提供医疗服务所需生产要素的重要合作伙伴。药品器械的疗效功能直接影响着医疗服务质量，是医疗服务创新发展最为重要的支持和推动力量之一，但其定价也直接影响着医疗服务的成本。尤其是我国社会主义市场经济主体地位确立起来之后，药械生产流通厂商几乎都采取的是完全市场化的组织形式。在公立医院传统采购机制之下，药械厂商经济利益最大化的企业宗旨和所面临的激烈市场竞争，使之产生了强烈的采用不正当交易手段的冲动，严重影响着医务人员的医疗服务行为和医院的经营管理模式。如何通过治理结构和治理机制设计，控制该领域的"寻租行为"以及由此引发的社会道德危机，对公立医院治理有着重大的影响。

三　专业公共型利益相关者

行业专业组织、其他类型医疗机构与大型公立医院之间一般并无交易型契约关系，基本不直接参与医院活动，但其活动范围或资产类型却与大型公立医院一致。

（一）行业专业组织

在我国与大型公立医院医疗服务活动相关的行业专业组织，包括医院协会、医师协会以及各类医疗专业技术学会等。它们虽不直接涉入医院和医生的工作，但可以通过行业规则、评价表彰和学术研讨等方式，对医生行为和医院活动发挥规范、评价和引导的作用。同时由于其与公立医院没有交易性契约存在，是独立于举办医院的政府、管理医院的管理层、提供医疗服务的医务人员之外的第三方专业机构，可以相对超然地发挥行业专业独特优势，在医院治理机构和机制中承担其他利益相关者不能、不便或者没有精力完成的评价监管功能。

（二）其他类型医疗机构

按照区域卫生规划，一定地域内不同类型、层级的医疗机构应该具有不同医疗服务定位：轻微病、常见病、慢性病患者分散在一、二级医疗机构，三级医院资源覆盖疑难杂症患者。但由于我国没有实行严格的患者就医逐级转诊制度，同为公立背景的医疗机构本身应该协作配合的关系变成了独立核算组织之间的激烈市场竞争。并且三级大型医院在人才、设备、技术上的优势明显，其他类型的医疗机构几乎无法对其产生任何实际意义上的影响。虽然全国各地也曾出现了一些以大型公立医院为核心的"医疗集团"，可在"名义上所有权为全民所有，实际管理权各有归属"的现实条件之下，自由组合的结果使同一医疗集团各医院甚至不在同一地域之内，难以实现区域卫生规划想要达成的目的，其实质只能是松散型的技术协作联盟，其他类型医疗机构难以在大型公立医院治理方面发挥应有作用。

四　普通公共型利益相关者

由公共契约并非具体主体之间缔约产生，而是建立在对促进公共利益的社会广泛认同基础之上的基本内涵可知，媒体、社会公众、政府2同样不直接参与大型公立医院的医疗服务提供活动，只是从公共利益维护角度对其投入一定的"注意力"进行关注监督。特别是媒体、社会公众在一般情况下，持续直接介入大型公立医院治理的成本付出要求较高，更多时候会以对高关注度"特殊事件"发生时发挥舆论压力的方式，来参与监督治理。因此，构建大型公立医院治理模式的过程中将不把其纳入分析范围。但需要注意的是，这并不代表普通公共型利益相关者在大型公立医院治理中无足轻重。历史上社会公共事务管理方式的重要变革，无不是在媒体和社会公众的持续关注、广泛讨论之后，最终以公共契约的方式植根于每个公民内心深处，像空气与水一样渗透日常生活，虽感觉不到，却必不可少，构成对社会每个个体行为规范的基础。

第二节　利益交换要素确定

各利益相关主体在涉入大型公立医院医疗服务活动的过程中，由于各自的投入资本和利益追求的不同，基于"理性经济人均会采取自利行为"的假设，在医生和患者，政府、医院和医生，医院（包括医生）、患者和医保机构之间必然会产生目标互逆的利益博弈。解决不同利益主体之间冲突的途径有很多，既可以采取放任不管，任由各利益主体按照"丛林法则"，根据自身博弈地位和能力进行利益分配；也可以采取高压方式，单纯从道德高度否认不同利益相关方个体利益的存在，由政府强行严格确定利益分配；还可以采取机制设计方式，建立契约交易平台，在承认博弈各方理性利益的前提下，通过沟通协调、谈判妥协、利益交换，最终达成各方共赢的集体利益。严格来说，没有最优的冲突解决途径，其会因利益类型、基础条件、外部环境等的不同而各有利弊。但对居于科技发展、人类文明的现代社会环境之中的大型公立医院而言，上述最后一类利益冲突解决方式似乎更加具有探索和尝试的价值。而这种能够使核心利益相关者的权益得到充分有效保护的新型治理模式构建，也需要有一个前提条件，即明确各利益相关方能够付出并用于利益交换的"交易资本"（专用价值）和最希望保护的"交易诉求"（核心利益）。对此，主要采用针对特定利益相关者群体组织访谈，并结合相关文献所述综合确定的方式来取得相关资料。

一 焦点群体访谈方法简介

焦点群体访谈（Focus Group Interview）一般是采用半结构化式的方式，在小型群体内围绕某一问题进行集中讨论，并就访谈过程记录中所有成员的看法和叙述，做有关资料的整理分析，从而获得对有关问题的深入了解。访谈对象必须属于某一特定群体，但具体成员并不一定由通过严谨的概率抽样确定。小组规模一般由8—12人组成，在一名经过训练的召集人引导之下，按照一定的问题顺序针对某个主题进行讨论，整个过程参与者始终被鼓励自由地表达他们自己对于主题的看法。

这种方法不仅是调查者与被调查者之间的互动，还包括被调查者之间脑力上的互相激发，其形成的团体动力所获得的持续推动效果，常常会超越研究组织者初始预想，这是个人访谈或专家咨询所不能轻易达到的。因此，被认为具有以下优势：一是可以捕捉社会环境中的现实资料；二是具有很高的表面效度；三是易获得富有弹性的结果；四是成本较低，便捷快速。但同时想获得良好的访谈效果，还需要尽量做到以下条件：首先，具有相当引导控制访谈进程技巧的主持人；其次，营造有利于访谈开展的环境及氛围；再次，对问题讨论顺序进行一定的设计；最后，尽量避免"团体压力"的影响（顺从多数人意见，而不表示个人异见）。

二 利益相关者访谈分析

分别就医务人员、医院管理者、患者、卫生行政部门、医保机构、药械厂商、相关行业专业组织、其他类型医疗机构八类利益相关群体，逐一组织了焦点群体访谈。具体访谈小组规模及具体组成（见表8-2）。

表 8－2　　　　　　　　焦点群体访谈对象组成

群体类型	人数	群体背景	访谈地点
医务人员	9	医师及少量护士、医疗辅助人员	山西省某医院（三甲）行政楼会议室
医院管理者	8	医院中层以上干部	同上
患者	15	住院病人及少量家属	同上
卫生行政部门	8	省卫生厅、市卫生局有关处室工作人员	山西省太原市卫生局
医保机构	7	市医保中心工作人员	山西省太原市医疗保险管理服务中心
药械厂商	10	某医院部分药械供应商	山西省某医院（三甲）行政楼会议室
相关行业专业组织	9	医院协会、医师协会工作人员	山西省医师协会
其他类型医疗机构	11	管理者、医师及其他医务人员	山西省太原市某社区卫生服务中心

　　全部8次焦点群体访谈均在事先拟定好的主题范围之内，由访谈主持人分别针对不同群体访谈对象，统一按照以下步骤组织进行：一是解释访谈小组鼓励自由表达的有关沟通规则。二是就作为讨论主题的大型公立医院治理相关情况，向访谈对象作简要介绍。三是就大型公立医院提供医疗服务活动过程中，访谈对象所代表利益相关群体最希望受到保护的核心诉求（交易利益）包括哪些？四是就大型公立医院提供医疗服务活动过程中，访谈对象认为其所代表利益相关群体所能投入的最有价值资源（交易资本）包括哪些？五是向访谈对象附属访谈要点及结果，进行访谈记录确认。

　　其中，沟通规则是保证访谈氛围和质量的基础性因素，对有关研究资料的获得至关重要，具体包括：一是不存在不正确的意见，重要的是真实意思表达；二是不害怕意见重复，虽然有可能表述类似，但都同样重要；三是认真听取他人表达，不嘲笑贬低；四是不互相议论，应该依次向小组全体表达；五是主持人不是专家，不要猜测主持人的观点；六是如果对主题不了解，不必勉强地临时编撰；七是为在预定时间内完成访谈，主持人有可能会打断发言等。

通过对焦点小组访谈结果的整理，并借鉴有关文献的惯用表述，尽可能完成对不同利益相关群体所关注核心利益诉求及主要交易资本的语言精练，最终完成对大型公立医院各利益相关群体能够付出并用于利益交换的"交易资本"（专用价值）和最希望保护的"交易诉求"（核心利益）的汇总（见表8-3）。

表8-3　　大型公立医院利益相关群体核心利益诉求及主要交易资本

利益相关者	交易诉求（核心利益）S	交易资本（专用价值）Z
患者（H）	①良好健康结局	①负担部分费用
	②良好服务态度	②用身体健康承担医疗服务结果
	③较少的费用花费	③对其他参与者的评价
	④相对便捷的诊治	
医务人员（Y）	①与付出相符的薪酬待遇	①医疗服务所需的专业知识
	②安全舒适的工作环境	②医疗服务方案建议权
	③和谐融洽的人际关系	③医疗服务行为落实权
	④社会尊重的职业声誉	
	⑤救死扶伤职业理想的最终实现	
	⑥个人医疗技术能力的不断提高	
医院管理者（G）	①发展医院的技术水平和服务能力	①对医务人员的直接管理权
	②正常的医疗工作秩序能够得以维持	②院内各种资源的调配使用权
	③医院业绩和管理能力得到社会认可	
	④经济收入能反映个人工作价值	

利益相关者	交易诉求（核心利益）S	交易资本（专用价值）Z
卫生行政部门（Z）	①保证居民群众能获得相应医疗服务	①决定医疗从业标准和进入门槛
	②卫生事业管理效果受到社会公众认可	②医疗服务过程、结果、质量进行管理监督的法定权力
	③公立医院的保值增值	③区域医疗发展制定审批权
		④决定公立医院的政府资金投入
		⑤代理公民对公立医院的所有权
医保机构（B）	①减轻社会公民就医费用负担	①替代患者补偿医疗变动费用
	②相对充裕的医保资金筹集	②比单个患者更强的谈判议价能力
	③良好的医保费用使用控制	
药械厂商（S）	①合理的利润空间	①产品投入配合医院服务
	②较为快速的流通速度	②研发投入对医学创新发展和成果转化的支持
	③尽量高的市场占有率	
行业专业组织（X）	①推广先进经验促进行业发展	①医患关系之外的第三方公信力
	②维护所代表群体的权益利益	②鉴定评估医疗质量的专业能力
	③获得较高的行业声望	
其他类型医疗机构（J）	①合理占有一定的医疗市场	①常见多发病治疗优势（低成本或便利）

第三节　大型公立医院治理模型

从世界各国对大型公立医院治理方式的分析，可以发现具体治理模式会因其社会制度、经济环境、历史文化等方面不同而存在较大差异，但从具体的模式构成上看，却无外乎都会包括治理结构安排和治理机制设计两个方面[①]。其中按照威廉姆森（Oliver Eaton Williamson）给出的定义，治理结构是指契约关系的稳定性和可靠性在其中能得以

[①]　［美］唐纳德·凯特尔：《权力共享：公共治理与私人市场》，孙迎春译，北京大学出版社 2009 年版，第 211 页。

保证的组织框架，而治理机制则是基于治理结构之上，为完成组织使命、实现组织目标的一种作用方式，包括相互联系、相互作用、相互影响的各种措施和方法。

一 研究设计

（一）研究结构划分

大型公立医院所提供的医疗服务看似只是医生提供服务满足患者就医需求的简单关系，其实利益相关各方会依次沿着就医诊治、医院运行、医疗付费、监督评价四个环节进入医疗服务过程（见表 8 - 4）。其中，属于专用资产交易型利益相关者的医务人员、医院管理者、患者和卫生行政部门几乎会持续涉入医疗服务的每个步骤；而分别属于通用资产交易型利益相关者的医保机构、药械厂商，以及属于专业公共型利益相关者的医疗行业专业组织、其他类型医疗机构则通常只是选择性地涉入某几个环节。正是因为各利益相关方本着自身核心利益诉求，有选择地将所持主要交易资本投入部分环节的博弈，他们才有可能在大型公立医院的治理中扮演不同角色、起到不同功用、发挥不同影响。因此，拟打破过去按组织内外部划分构造治理模式的传统，针对不同环节治理重点，构建多方参与、共同治理的大型公立医院多中心治理模式。

表 8 - 4　　大型公立医院利益相关者医疗服务环节参与分析

医疗服务所涉环节	专用资产交易型利益相关者				通用资产交易型利益相关者		专业公共型利益相关者	
	患者	医务人员	医院管理者	卫生行政部门	医保机构	药械厂商	医疗行业专业组织	其他类型医疗机构
就医诊治	＋＋	＋＋		＋	＋		＋	
医院运行		＋＋	＋＋	＋＋		＋		＋
医疗付费	＋＋		＋	＋	＋＋	＋		
监督评价	＋＋	＋＋	＋＋	＋	＋＋		＋	

注："＋＋"为该环节主要利益博弈方，"＋"为普通参与方。

（二）调查问卷编制

明确医疗服务各个环节中，各利益相关方自身所追求的核心利益以及能够付出的交易资本在其他群体心目中的重要性，是建立通过价值付出和利益交换平台，实现各利益相关方共同社会福利最大化的前提。

依据前述焦点群体访谈得到的"大型公立医院利益相关群体核心利益诉求及主要交易资本"，按照 8 大类利益相关者在就医诊治、医院运行、医疗付费、社会评价等环节参与情况，研究设计以调查问卷编制的形式，要求填答者从所属利益相关群体的身份出发，对包括自身在内所有参与此环节的利益相关各方能够付出并用于利益交换的"交易资本"（专用价值）和最希望保护的"交易诉求"（核心利益）的重要程度进行评价。问卷初步设计完成后，经某医院部分利益相关群体（患者、医务人员等）小范围试调，主要对于问卷中用词用语、表达形式等的方面的通俗性、准确性、清晰性进行了意见收集，经修正整理最终确定《基于利益相关者的大型公立医院治理关系调查问卷》（见附录二）。

具体问卷填答的记分评价采用利克特 5 级量表，按照"很重要、重要、一般、不重要、很不重要"5 级，对问卷各题项逐条进行重要度评价。具体记分标准为"5"，表示描述题项对于岗位胜任最为关键，"1"表示行为题项对于岗位胜任最不关键。

（三）研究对象选取

考虑到在一定社会外界环境之下，围绕不同医院形成的一个个利益相关群体聚落，其组织构成、博弈方式等群体交互方式会高度相同；同时，在同一聚落内部各利益相关群体的群体意识，一般又会以组成群体的个体为载体，存在于个体意识之中并通过个体意识表现出来。所以，针对大型公立医院提供医疗服务过程所涉各利益相关群体的研究对象，在分析层次上以选择山西省某三级甲等公立医院为聚落核心，采取了从与其发生联系的各利益相关群体中按照一定比例选取个体，就其对相关问题认知的方式进行调查。

对于各利益相关群体中个体样本含量的确定，遵循了以下方式：

一是对该医院 44 个医疗业务科室，采取整群抽样方式选取其中 10 个科室的所有医务人员；二是对该医院设置住院病房的 26 个临床科室，采取整群抽样方式选取其中 8 个科室的所有住院患者；三是征求同意后面向该医院 19 个党政职能处（科）室的所有中层以上领导干部发放问卷；四是对与该医院存在直接供应协议的 160 余家药械厂商随机选取 40 家发放问卷（实行集中招标采购后数量所有减少）；五是卫生行政部门、医保部门和行业专业组织的相关样本量，则统一采取 40 份的规模；六是对与该医院联系较为紧密的其他类型医疗机构（二级医院、社区卫生服务中心/站）相关负责人发放问卷 30 份。

整个研究过程共发放问卷 900 份，回收 813 份，总体回收率达到 90.33%。剔除掉回收问卷中存在漏项和明显错项之后，获得有效问卷 798 份，占发放问卷总数的 88.67%。具体数据结构特征（见表 8-5）。

表 8-5　　　　　　　　调查对象数据结构特征（n,%）

	指标	人数	比例		指标	人数	比例
人员类型	患者	395	49.48	年龄	<18	23	2.88
	医务人员	203	25.44		18—35	367	45.99
	医院管理者	44	5.51		36—60	308	28.60
	卫生行政工作人员	34	4.26		>60	100	12.53
	医保机构工作人员	33	4.14	学历	研究生	108	13.53
	药械厂商	30	3.76		大学	301	37.72
	行业专业组织人员	38	4.76		高中/中专	239	29.95
	其他医疗机构管理者	21	2.63		初中	116	14.54
性别	男	366	45.86		其他	34	4.26
	女	432	54.14				

二　研究过程

将此过程分为探索性因素分析（Exploratory Factor Analysis, EFA）以及验证性因素分析（Confirmatory Factor Analysis, CFA）两个步骤，通过各自独立地对调查问卷进行统计学分析，利用互相证实的方法对研究结果进行检验。由于交叉证实的修正和检验不能使用同一组数据，实际操作对调查数据随机进行了分组，将属于同一来源的相同容量的两组数据，分别应用在探索性因素分析以及验证性因素分析。

（一）就医诊治环节

1. 探索性因素分析

采用因子分析的方法进行探索性因素分析，主要是为了寻找相应环节治理结构中各利益相关群体之间的确定或者隐含契约。通过将具有错综复杂关系的多个变量（相关群体核心利益诉求及主要交易资本），归结为少数几个公共因子，期望用数量较少的公共因子较为容易地观测原来研究变量之间隐含的关系，进而找到实现各利益相关群体彼此的权力制衡和激励相容的可能性，从而为建立有效的治理机制奠定基础。

在就医诊治环节中，主要是围绕医生和患者之间存在目标互逆可能而发生的博弈。患者通过在大型公立医院门诊挂号或住院治疗的方式，与某一特定医生缔结医疗服务契约。但鉴于医疗服务特别是面对疑难病症的知识专业性和诊疗时效性，不可能预先就治疗方案完全确定下来。制定和执行治疗方案时，是从患者利益考虑，还是考虑在保证安全底线下再额外获得部分个人收益，作为信息不对称优势一方的医生完全掌握着决定权。如果没有其他利益相关方参与此环节，根据完全信息静态博弈分析结果，其纳什均衡很有可能将出现医患双方均采取（不合作，不合作）的双输策略。而这也是近年来颇为常见的医患之间互不信任、互相提防的重要原因之一。因此，在这一环节的利益交易平台上，除应该看医患各自拥有何种交易资本及交易诉求之外，还应考虑卫生行政部门、医保机构和医疗行业专业组织等其他利益相关者能提供何种资源，最终促进医患双方各自合理利益的最大实现。

（1）调查问卷信度检验

根据调查问卷数据处理的需要，在进行因子分析之前首先进行 KMO 抽样适当性检验和 Bartlett's 球形检验，以确认调查数据是否适合进行因子分析。

根据结果显示（见表 8 - 6），第一行检验变量间偏相关性的 KMO 值为 0.859（克朗巴赫系数），说明各变量间的相关程度无太大差异；而第二行 Bartlett's 球形检验 χ^2 值为 2880.81（自由度为 231），已达到显著水平（p < 0.01），球形假设被拒绝，说明变量之间并非各自独立，所以该调查数据适合进行因子分析。

表 8 - 6　　　　　　　信度统计分析（就医诊治环节）

克朗巴赫系数		0.859
Bartlett's 球形检验	χ^2 值	2880.81
	自由度	231
	P 值	0.000

（2）相关系数矩阵的特征根以及累积贡献率

采用因子分析法求相关矩阵的特征根和累积贡献率，结果显示（见表 8 - 7）按照特征根从大到小的顺序排列，第一个主成分的特征根为 5.035，对全部初始变量的方差贡献率为 22.887%；第二个公因子特征根为 1.650，方差累积贡献率为 30.388%；依次，直到第六个公因子的特征根为 1.012，其累积贡献解释了总变异的 51.956%；而若加上第七个公因子虽然累积贡献增加到可以解释总变异的 56.325%，但其特征根为 0.961（小于 1），因此最终决定提取六个公因子。

表 8 - 7　　　　　　　相关矩阵的特征值（就医诊治环节）

因子	初始特征值			被提取的载荷平方和		
	特征根	方差	方差累积贡献率（%）	特征根	方差	方差累积贡献率（%）
1	5.035	22.887	22.887	5.035	22.887	22.887
2	1.650	7.501	30.388	1.650	7.501	30.388
3	1.337	6.077	36.465	1.337	6.077	36.465
4	1.265	5.748	42.213	1.265	5.748	42.213

续表

因子	初始特征值			被提取的载荷平方和		
	特征根	方差	方差累积贡献率（%）	特征根	方差	方差累积贡献率（%）
5	1.132	5.143	47.357	1.132	5.143	47.357
6	1.012	4.599	51.956	1.012	4.599	51.956
7	0.961	4.369	56.325			
8	0.943	4.287	60.612			
…	…	…	…			
20	0.488	2.217	96.054			
21	0.473	2.152	98.207			
22	0.395	1.793	100.000			

　　在碎石检验中，从以特征根大小排列而成的主成分散点图可以清晰发现（见图8－1），从第六个因子开始特征根开始扁平并形成一条几乎是平行斜率的线，这也从另一个侧面说明提取六个公因子是可取的。

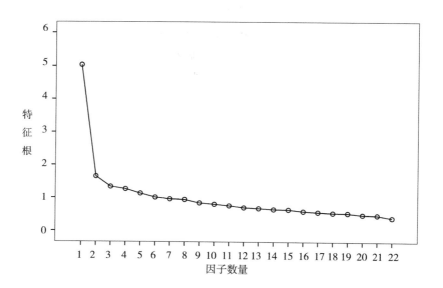

图8－1　碎石图（就医诊治环节）

（3）公因子的指标归类

根据上一步研究结论，经过方差最大化正交旋转后，对各因子得
分系数矩阵归类，得到研究结果见表8-8。

表 8-8　　　旋转后的公因子载荷矩阵归类（就医诊治环节）

	Component					
	1	2	3	4	5	6
HS1 患者健康结局	0.773					
YZ3 医务人员诊疗行为落实	0.644					
YZ2 医务人员诊疗方案建议	0.615					
ZZ2 政府服务质量监控	0.539					
HS4 患者便捷诊治		0.788				
XS1 协会推动行业发展		0.657				
HS2 患者服务感受		0.434				
HS3 患者服务花费			0.701			
BS1 医保分散费用风险			0.393			
ZS1 政府办医宗旨			0.390			
HZ1 患者负担部分费用				0.752		
XS2 专业组织维护行业利益				0.711		
YS1 医务人员薪酬待遇				0.708		
BZ1 医保费用支付				0.581		
ZZ4 政府财政资金投入				0.513		
YS6 医务人员技术提高					0.637	
YZ1 医务人员专业知识技能					0.628	
YS5 医务人员职业理想					0.543	
ZZ1 政府从业人员准入					0.407	
HZ2 患者身体承担结果						0.812
YS2 医务人员工作环境						0.726
XZ1 专业组织公信力						0.527

由表8-8结果从理论角度，对所提取的公因子和所包含指标进
行命名和解释，但由于第二个公因子无法找到合理的理论解释，因此

最终选取 5 个公因子，结果见表 8 - 9。

表 8 - 9 公因子的命名与解释（就医诊治环节）

因子	命名	解释
公因子 ZF1	诊疗服务质量因子	按照特定的医疗服务标准，通过医务人员的诊断治疗重获健康或病状减轻，是患者在就医诊治环节最主要的需求
公因子 ZF3	诊疗服务费用因子	医院就诊花费不至于对日常生活产生较大影响
公因子 ZF4	诊疗服务报酬因子	获得与付出相符的收入报酬，是对医务人员投入付出的合理回报，理应主要来源于财政投入和医保（或患者）支付
公因子 ZF5	诊疗服务技能因子	救死扶伤的职业宗旨要求医务人员专业知识和技能达到相对较高的从业标准
公因子 ZF6	诊疗服务环境因子	患者用身体健康承担诊治结果，最宝贵资本投入后较高的退出障碍，导致医务人员处于责任重大的工作环境

2. 验证性因素分析

采用结构方程测量模型进行验证性因素分析，主要是借助 LIS-REL 软件包估计观测变量与潜变量、模型未能解释部分、指标测量误差等指定参数，利用其数值反映各关系的强弱，对潜在变量与观测变量间关系做出合理的假设并对这种假设进行统计检验。运用 LIS-REL 软件对就医诊治环节相关数据进行验证性因素分析，结果见图 8 - 2 和表 8 - 10、表 8 - 11。

表 8 - 10 就医诊治环节治理模型拟合度结果

指标	RMSEA	GFI	AGFI	CFI	NNFI	IFI
拟合指数	0.060	0.93	0.91	0.93	0.92	0.93

如表 8 - 10 所示，测量模型的近似误差均方根 RMSEA < 0.08，而拟合优度指数 GFI 、比较拟合指数 CFI 以及 AGFI、NNFI 等均在 0.9 以上，提示整体模型拟合较好。

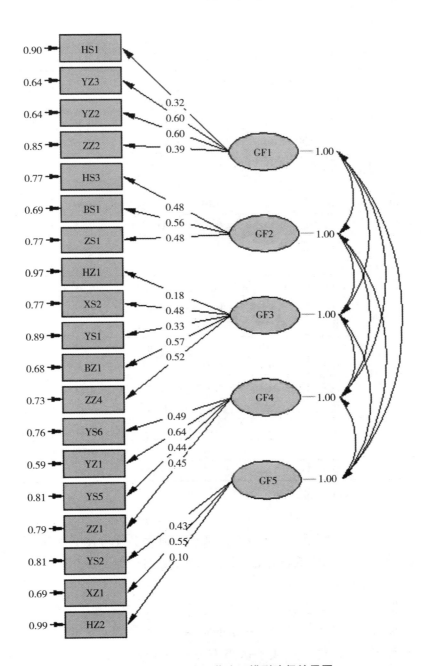

图 8 - 2 就医诊治环节治理模型路径结果图

表 8 - 11   验证性因子分析最大似然估计结果（就医诊治环节）

潜变量	观测变量	因子载荷	标准误	Z	误差方差	R^2
ZF1	HS1	0.17	0.02	7.51**	0.25	0.10
	YZ3	0.45	0.03	14.87**	0.36	0.36
	YZ2	0.50	0.03	14.77**	0.46	0.36
	ZZ2	9.41	0.03	9.41**	0.47	0.15
ZF2	HS3	0.47	0.04	11.45**	0.77	0.23
	BS1	0.42	0.03	13.33**	0.39	0.31
	ZS1	0.32	0.03	11.52**	0.35	0.23
ZF3	HZ1	0.18	0.04	4.31**	1.00	0.03
	XS2	0.37	0.03	12.02**	0.46	0.23
	YS1	0.25	0.03	7.99**	0.54	0.11
	BZ1	0.45	0.03	14.20**	0.44	0.32
	ZZ4	0.53	0.04	13.09**	0.76	0.27
ZF4	YS6	0.33	0.03	12.03**	0.34	0.24
	YZ1	0.49	0.03	15.87**	0.35	0.41
	YS5	0.36	0.03	10.58**	0.53	0.19
	ZZ1	0.33	0.03	10.96**	0.43	0.21
ZF5	YS2	0.35	0.04	9.07**	0.52	0.19
	XZ1	0.47	0.04	10.52**	0.50	0.31
	HZ2	0.12	0.05	2.19*	1.29	0.01

注：** $p < 0.01$，* $p < 0.05$。

如表 8 - 11 所示，单个参数的 Z 检验值大多数均大于 2.58 对应 $p < 0.01$，说明相应观测变量的载荷均具有统计学意义。

3. 分析讨论

医务人员的职业存在是以患者医疗服务需求满足为基础的，而完成疑难病症诊治需要消耗一定的资源又是客观现实（包括医务人力资源投入），这就构成了医患双方存在利益关联，并可以借助"医患"诊疗契约的达成，进行利益交换的基础。通过对本环节中利益相关各方交易资本及诉求公因子的提取和解释，可以发现此环节医患之间的交易契约应该包括质量、费用、报酬、技能、环境五个方面。考虑到信息不对称所带来的医患双方交易地位不对等的条件限制，当缺少其他利益方参与时，达成交易的成本可能会有所增加，甚至因成本急剧上升导致交易量下降，抑制患者对疑难病症的诊治需求。

据此，就医诊治环节的治理应围绕医生和患者之间的诊疗合同，以降低交易成本、促进交易达成为目标，政府、医保、医疗行业专业组织共同参与，营造出一个包括利益表达、扶持弱势一方、协商谈判等功能的治理平台（结构），并具体就构成契约交易的以下 5 个重要方面进行治理：一是在医务人员从业准入、医疗过程质量监督等方面引入政府管制（公因子 ZF1 和公因子 ZF5），降低患者寻找具备医疗服务提供能力医生的搜寻成本和不能得到较高质量医疗服务的交易风险；二是通过政府财政办医和医保筹资投入为患者分担医疗费用（公因子 ZF3），增加患者利用医疗服务的可能；三是医务人员服务报酬应主要来源于财政投入和医保（或患者）支付（公因子 ZF4），但要想通过技术服务获得合法的阳光收入（回扣、红包等），并达到与其入和付出相符的水平，需要通过特定管道（如行业组织）表达利益需求；四是医疗结局对患者的极端重要性常常对医务人员工作环境构成显著影响（公因子 ZF6），需要具有公信力的第三方在二者之间进行信息沟通协调，起到加深相互了解、缓冲矛盾、促成协商达成的作用。

（二）医院运行环节

"政府—医院管理者—医生"委托代理关系在公立医疗体系内，是通过"付出人力资本—支付劳动报酬"的聘用合同形式实现的。医院运行环节发生利益博弈，主要是因为在政府与医院管理者、医院管理者与医生之间存在目标互逆的可能。由于大型公立医院任务多重性以及疑难病症发生的不可预知性，政府无法通过签订准确的合同契约以规定医疗服务的数量和质量。再加上公共财政投入有限，大型公立医院越来越成为需要自负盈亏的经营型单位，所以将相应权利委托给医院管理者进行管理，其意义不但在于要通过对医院服务生产所需资源的合理配置、有效整合,不断提高医院的运营效率,还需要同时调动医生的劳动积极性并抑制医生谋求私利的冲动。尤其是在出资人管理缺位、缺乏明确的权力制衡和激励约束机制的情况下,集决策权与执行权于一身的管理者既要面对大型公立医院多重任务的目标平衡难题,又要不断受到来自其他利益相关方(如药械厂商)希望达成合谋,抑或从自身利益角度追求短期政绩的利益诱惑,从而发生管理工作失误甚至掉入渎职犯罪泥沼,就不是用"道德品质有问题"所能解释的了。只有在各利益相关群体之间更加合理地配置大型公立医院的决策、执行、监督权力,才能为社会公众医疗服务需求实现最终代理人的医院管理者以及医生,走出利益诱惑困境提供有利条件。

1. 探索性因素分析

(1) 调查问卷信度检验

根据调查问卷数据处理的需要,在进行因子分析之前首先进行 KMO 抽样适当性检验和 Bartlett's 球形检验,以确认调查数据是否适合进行因子分析。

根据结果显示(见表 8 - 12),第一行检验变量间偏相关性的 KMO 值为 0.867(克朗巴赫系数),说明各变量间的相关程度无太大差异;而第二行 Bartlett's 球形检验 χ^2 值为 2196.07(自由度为 225),已达到显著水平(p < 0.01),球形假设被拒绝,说明变量之间并非各自独立,所以该调查数据适合进行因子分析。

表 8 - 12　　　　　　　　信度统计分析(医院运行环节)

克朗巴赫系数		0.867
Bartlett's 球形检验	χ^2 值	2196.07
	自由度	225
	P 值	0.000

(2) 相关系数矩阵的特征根以及累积贡献率

采用因子分析法求相关矩阵的特征根和累积贡献率,结果显示

（见表 8 - 13）按照特征根从大到小的顺序排列，第一个主成分的特征根为 5.914，对全部初始变量的方差贡献率为 23.655%；第二个公因子特征根为 1.954，方差累积贡献率为 31.469%；依次，直到第六个公因子的特征根为 1.041，其累积贡献解释了总变异的 51.291%；而第七个公因子虽特征根为 0.927（小于 1），因此最终决定提取六个公因子。

表 8 - 13　　　　　相关矩阵的特征值（医院运行环节）

因子	初始特征值			被提取的载荷平方和		
	特征根	方差	方差累积贡献率(%)	特征根	方差	方差累积贡献率(%)
1	5.914	23.655	23.655	5.914	23.655	23.655
2	1.954	7.815	31.469	1.954	7.815	31.469
3	1.537	6.148	37.617	1.537	6.148	37.617
4	1.284	5.137	42.754	1.284	5.137	42.754
5	1.093	4.374	47.128	1.093	4.374	47.128
6	1.041	4.164	51.291	1.041	4.164	51.291
7	0.927	3.709	55.001			
8	0.895	3.581	58.581			
…	…	…	…			
23	0.438	1.750	97.189			
24	0.368	1.472	98.661			
25	0.335	1.339	100.000			

同样在碎石检验中（见图 8 - 3），根据第六个因子特征根以后扁平并形成一条几乎是平行斜率的线，也从另一个侧面说明提取六个公因子是可取的。

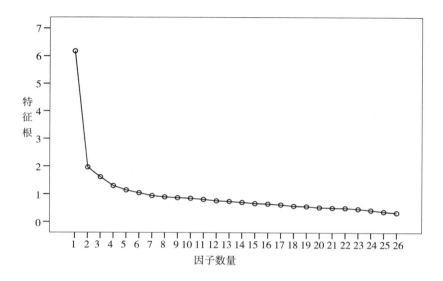

图 8 - 3　碎石图（医院运行环节）

（3）公因子的指标归类

根据上一步研究结论，经过方差最大化正交旋转后，对各因子得分系数矩阵归类，得到研究结果见表 8 - 14。

表 8 - 14　　旋转后的公因子载荷矩阵归类（医院运行环节）

	Component					
	1	2	3	4	5	6
ZZ3 政府医疗发展审批	0.624					
GS1 管理者提升医院能力	0.569					
ZS1 政府办医宗旨	0.510					
JZ1 其他医疗机构服务优势	0.489					
ZZ5 政府拥有医院所有权		0.731				
ZS3 政府资产保值		0.649				
GS4 管理者收入报酬		0.353				
SS3 药械厂商产品市场占有率			0.764			

	Component					
	1	2	3	4	5	6
SS2 药械厂商产品流通速度			0.691			
YZ3 医务人员诊疗行为落实			0.615			
YZ2 医务人员诊疗方案建议			0.521			
GS2 管理者维护医院运营			0.464			
GZ2 管理者资源调配权				0.807		
ZZ4 政府财政资金投入				0.714		
SS1 药械厂商合理利润				0.633		
YZ1 医务人员专业知识技能				0.382		
SZ1 药械厂商产品投入				0.270		
GZ1 管理者人员管理权					0.557	
YS6 医务人员技术提高					0.543	
YS5 医务人员职业理想					0.521	
YS1 医务人员薪酬待遇					0.337	
SZ2 药械厂商支持医学发展						0.826
YS2 医务人员工作环境						0.643
YS3 医务人员人际关系						0.500
JS1 其他医疗机构合理市场占有						0.427

由表 8-14 结果从理论角度，对所提取的公因子和所包含指标进行命名和解释，但由于第六个公因子无法找到合理的理论解释，因此最终选取 5 个公因子，结果见表 8-15。

表 8 - 15　　　　　　公因子的命名与解释（医院运行环节）

因子	命名	解释
公因子 YY1	医疗机构服务定位因子	大型医院应按照政府制定的区域卫生规划，专注于自身社会服务定位，解决公众对疑难病症诊治服务能力和水平的要求
公因子 YY2	医疗机构管理者激励因子	将医院所有者和经营者利益一致起来，在保证国有资产保值的前提下，满足患者和社会的需要
公因子 YY3	医疗机构管理因子	通过对医疗服务所需资源的控制管理，使医院能更好地履行相应社会职能
公因子 YY4	医疗机构运营因子	计划组织人、财、物各种资源，通过优化配置达到有效利用资源以提高医疗服务提供效率的目的
公因子 YY5	医疗机构人员激励因子	综合运用人力资源管理手段，通过正规补偿方式实现对医务人员的激励

2. 验证性因素分析

运用 LISREL 软件对医院运行环节相关数据进行验证性因素分析，结果见图 8 - 4 和表 8 - 16、表 8 - 17。

表 8 - 16　　　　　　医院运行环节治理模型拟合度结果

指标	RMSEA	GFI	AGFI	CFI	NNFI	IFI
拟合指数	0.078	0.88	0.85	0.90	0.88	0.90

如表 8 - 16 所示，测量模型的近似误差均方根 RMSEA < 0.08，而拟合优度指数 GFI、比较拟合指数 CFI 以及 AGFI、NNFI 等均在 0.9 左右，提示整体模型拟合较好。

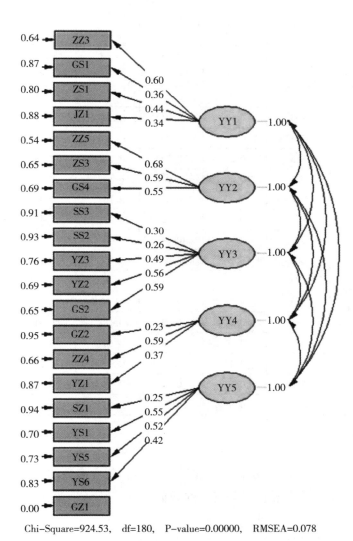

Chi-Square=924.53, df=180, P-value=0.00000, RMSEA=0.078

图 8 - 4 医院运行环节治理模型路径结果图

表 8 - 17　　　　　验证性因子分析最大似然估计结果（医院运行环节）

潜变量	观测变量	因子载荷	标准误	Z	误差方差	R^2
YY1	ZZ3	0.51	0.04	14.55**	0.47	0.36
	GS1	0.24	0.03	8.89**	0.38	0.13
	ZS1	0.32	0.03	10.86**	0.42	0.20
	JZ1	0.27	0.03	8.35**	0.55	0.12
YY2	ZZ5	0.76	0.04	17.63**	0.68	0.46
	ZS3	0.61	0.04	15.21**	0.68	0.35
	GS4	0.46	0.03	14.07**	0.48	0.314
YY3	SS3	0.29	0.04	7.24**	0.84	0.09
	SS2	0.26	0.04	6.14**	0.95	0.07
	YZ3	0.37	0.03	12.16**	0.43	0.24
	YZ2	0.43	0.03	14.06**	0.40	0.31
	GS2	0.54	0.04	15.00**	0.54	0.35
YY4	GZ2	0.18	0.03	5.85**	0.58	0.05
	ZZ4	0.57	0.04	14.63**	0.63	0.34
	YZ1	0.41	0.03	13.25**	0.63	0.28
	SZ1	0.31	0.03	9.18**	0.41	0.13
YY5	YS1	0.16	0.03	5.66**	0.47	0.06
	YS5	0.45	0.03	12.86**	0.51	0.30
	YS6	0.44	0.04	12.26**	0.51	0.27
	GZ1	0.33	0.03	9.74**	0.00	0.17

注：＊＊p＜0.01。

如表 8 - 17 所示，单个参数的 Z 检验值大多数均大于 2.58 对应 $p < 0.01$，说明相应观测变量的载荷均具有统计学意义（除 SS1 的 Z 检验值为 0.71 之外）。

3. 分析讨论

在"政府—医院管理者—医生"逐级委托代理中，医院管理者对外受政府的委托，依照社会职能定位，代理着组织医院医疗服务生产以满足相应市场需求和患者要求的任务，对内其又将具体服务患者的工作委托给医务人员代理，可以说医院管理者处在一系列委托代理契约的核心位置，是利益相关各方能够实现利益交换的关键。通过对本环节中利益相关各方交易资本及诉求公因子的提取和解释，也可以发现此环节交易契约所主要包括的政府与医院管理者之间关于机构服务定位、管理权限、医院管理、医院运营，以及医院管理者与医务人员之间关于管理激励方式5个方面的约定，都需要医院管理者居间完成交易中介、降低交易成本、提高交易效率的任务。因此，医院运行环节的治理结构关键就在于通过聘用合同契约，厘清利益相关各方之间如何实现权力分配的问题，即医院管理者应该具有什么样的权利界限和权力范围，才能更好地激励其完成政府委托的大型公立医院管理任务；而其他利益相关方应被赋予哪些权利进行制衡，又才能约束住其借机谋求不合理利益的冲动。

据此，医院运行环节的治理应围绕"政府—医院管理者—医生"之间的逐级委托代理契约，以促成社会医疗服务任务高效实现为目标，通过政府与医院管理者之间的权力合理配置，以及医院与药械厂商、其他类型医疗机构之间的关系重构，建立起一套权力、责任和利益均衡的治理结构，并能够重点就委托代理契约的以下5个方面进行治理：一是通过政府区域卫生规划，明确大型公立医院的功能定位和发展方向（公因子YY1），抑制其利用高端技术垄断优势，盲目扩大对常见疾病的服务能力，减少其他类型医疗机构受到挤压带来的整个社会医疗资源的限制和浪费；二是通过大型公立医院"独立法人"身份的真实确立，在坐实政府作为医院出资人对重大事项决策权的同时，进行所有权与经营权、决策权与执行权的"两权分离"（公因子YY2），完全严格按照聘任合同的双方约定，赋予管理者对运营维持、资源调配、人员管理等日常事务的经营权，并在对经营绩效考核的基础上做薪酬、任免等激励决定；三是被赋予完整经营权的医院管理者需要从政府举办公立医院的目的出发，通过对作为人力资本投入者的医务人员以及物质资本交易对象的药械厂商具体行为方式的控制管理，保证大型公立医院运营的公益性（公因子YY3）；四是医院管理者被赋予对人财物等各种资源投入的自主调配管理权（公因子YY4），将更加有动力通过加强经济管理和成本核算，寻找各种资源的最佳配置方式，实现运营成本降低，经营效率提高；五是将除高级管理人员之外医务人员的激励管理权（公因子 YY5）完全赋予医院管理者，改变政府跨过医院管理者直接行使聘用医务人员权力，却又要求医院管理者承担对医务人员的激励约束职责所导致的效果失效。

（三）医疗付费环节

社会医疗保障制度初步建成之后，由医患之外的第三方为医疗服务付费已经成为大型公立医院费用补偿的主要来源。但患者、医院、医保作为三个拥有各自利益的独立主体，他们之间虽然通过患者参保、医院服务、医保付费三种交易契约相互依存，但其效用目标常常产生明显的互逆：患者追求最低个人负担费用之下尽量好的服务，迫于经营压力的医院追求尽量高于服务成本的费用补偿，医保追求以收定支原则之下收支平衡。此时，具体采取何种付费方式，会对三方之间的利益博弈结果产生极大的影响。比如，传统按服务项目付费的方式之下，患者会根据有无保险覆盖，采取不同倾向的态度，尤其当主要部分由医保机构偿付时，易促使患者放任提供服务的医院一方人为扩大服务量、引进不必要的诊断治疗等高新收费项目，久而久之造成医疗保险基金运行风险；而按病种付费虽控费效果较好，并有利于倒逼医院提高运营效率，但易导致医疗质量下降，产生医方缩短住院时间，加重院外服务支出和危及治疗预后的效果，严重影响参保患者的利益。如何在保证医疗质量、服务积极性的同时，对医疗费用进行良好控制，是患者、医院与医保机构在医疗付费环节进行博弈的关键。

1. 探索性因素分析

（1）调查问卷信度检验

根据调查问卷数据处理的需要，在进行因子分析之前首先进行 KMO 抽样适当性检验和 Bartlett's 球形检验，以确认调查数据是否适合进行因子分析。

根据结果显示（见表 8 – 18），第一行检验变量间偏相关性的 KMO 值为 0.805（克朗巴赫系数），说明各变量间的相关程度无太大差异；而第二行 Bartlett's 球形检验 χ^2 值为 1306.88（自由度为 105），已达到显著水平（p<.0001），球形假设被拒绝，说明变量之间并非各自独立，所以该调查数据适合进行因子分析。

表8-18　　　　　　　信度统计分析（医疗付费环节）

克朗巴赫系数		0.805
Bartlett's 球形检验	χ^2 值	1306.88
	自由度	105
	P 值	0.000

（2）相关系数矩阵的特征根以及累积贡献率

采用因子分析法求相关矩阵的特征根和累积贡献率，结果显示（见表8-19）按照特征根从大到小的顺序排列，第一个主成分的特征根为3.555，对全部初始变量的方差贡献率为23.698%；第二个公因子特征根为1.619，方差累积贡献率为34.489%；依次，直到第四个公因子的特征根为1.015，其累积贡献解释了总变异的50.340%；而若加上第五个公因子虽然累积贡献增加到可以解释总变异的56.777%，但其特征根为0.965（小于1），因此最终决定提取四个公因子。

表8-19　　　　　　　相关矩阵的特征值（医疗付费环节）

因子	初始特征值			被提取的载荷平方和		
	特征根	方差	方差累积贡献率(%)	特征根	方差	方差累积贡献率(%)
1	3.555	23.698	23.698	3.555	23.698	23.698
2	1.619	10.791	34.489	1.619	10.791	34.489
3	1.363	9.086	43.575	1.363	9.086	43.575
4	1.015	6.766	50.340	1.015	6.766	50.340
5	0.965	6.436	56.777			
6	0.877	5.849	62.625			
…	…	…	…			
13	0.510	3.398	93.415			
14	0.501	3.340	96.755			
15	0.487	3.245	100.000			

　　同样在碎石检验中（见图 8 - 5），根据第四个因子特征根以后扁平并形成一条几乎是平行斜率的线，也从另一个侧面说明提取四个公因子是可取的。

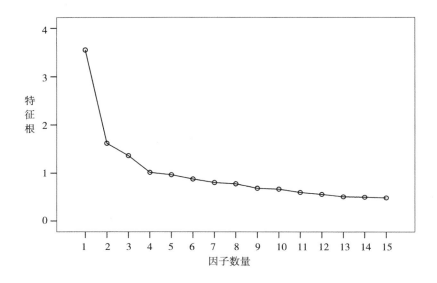

图 8 - 5　碎石图（医疗付费环节）

　　（3）公因子的指标归类

　　根据上一步研究结论，经过方差最大化正交旋转后，对各因子得分系数矩阵归类，得到研究结果见表 8 - 20。

表 8 - 20　　旋转后的公因子载荷矩阵归类（医疗付费环节）

	Component			
	1	2	3	4
BZ1 医保费用支付	0.674			
GS1 管理者提升医院能力	0.560			
ZZ2 政府服务质量监控	0.475			
HS1 患者健康结局	0.464			

续表

	Component			
	1	2	3	4
SS1 药械厂商合理利润		0.774		
GZ1 管理者人员管理权		0.722		
GS2 管理者维护医院运营		0.663		
BZ2 医保谈判议价能力		0.536		
GZ2 管理者资源调配权		0.353		
BS2 医保资金筹集充裕			0.661	
BS1 医保分散费用风险			0.595	
HZ1 患者负担部分费用			0.411	
BS3 医保费用使用控制				0.703
HS3 患者服务花费				0.578
ZZ4 政府财政资金投入				0.486

根据表 8 - 20 结果，从理论角度对所提取的公因子和所包含指标进行命名和解释（见表 8 - 21）。

表 8 - 21　　　　公因子的命名与解释（医疗付费环节）

因子	命名	解释
公因子 YF1	服务质量控制因子	基于服务质量政府监控的医保费用支付，会强化医院管理者提升医院服务能力以服务患者的动力
公因子 YF2	服务成本控制因子	医保相对个体患者较强的谈判议价能力，促使医院管理者有动力通过管理效率的提升，控制提供每单位医疗服务的生产成本
公因子 YF3	医保筹集控制因子	医保分散患者费用风险的效果及患者实际负担的医疗费用比例，影响着患者参保的积极主动性
公因子 YF4	医保费用控制因子	政府对公立医院的财政投入范围和力度会对医保费用控制及患者医疗花费情况产生影响

2. 验证性因素分析

运用 LISREL 软件对医疗付费环节相关数据进行验证性因素分

析，结果见图 8 - 6 和表 8 - 22、表 8 - 23。

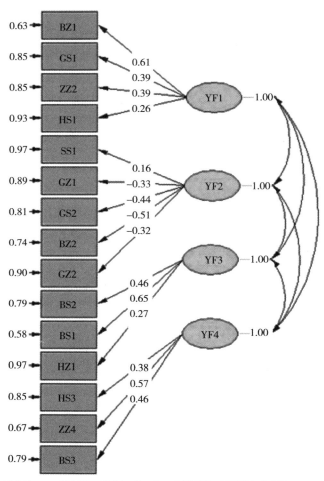

Chi-Square=614.30, df=84, P-value=0.00000, RMSEA=0.097

图 8 - 6　医疗付费环节治理模型路径结果图

表 8 - 22　　　　　　　医疗付费环节治理模型拟合度结果

指标	RMSEA	GFI	AGFI	CFI	NNFI	IFI
拟合指数	0. 077	0. 89	0. 85	0. 84	0. 79	0. 84

如表 8 - 22 所示，测量模型的近似误差均方根 RMSEA < 0.08，而拟合优度指数 GFI 、比较拟合指数 CFI 以及 AGFI、NNFI 等均接近 0.9，提示整体模型拟合较好。

表 8 - 23   验证性因子分析最大似然估计结果 （医疗付费环节）

潜变量	观测变量	因子载荷	标准误	Z	误差方差	R^2
YF1	BZ1	0.52	0.04	14.46**	0.45	0.37
	GS1	0.31	0.03	9.50**	0.52	0.15
	ZZ2	0.30	0.03	9.39**	0.51	0.15
	HS1	0.13	0.02	6.40**	0.21	0.07
YF2	SS1	0.22	0.06	3.71**	1.67	0.03
	GZ1	-0.27	0.04	-7.49**	0.60	0.11
	GS2	-0.44	0.04	-9.93**	0.80	0.19
	BZ2	-0.52	0.05	-11.53**	0.75	0.26
	GZ2	-0.27	0.04	-7.26**	0.62	0.10
YF3	BS2	0.34	0.03	10.67**	0.44	0.21
	BS1	0.54	0.04	13.84**	0.41	0.42
	HZ1	0.17	0.04	3.84**	1.02	0.03
YF4	HS3	0.40	0.04	9.08**	0.91	0.15
	ZZ4	0.55	0.04	13.23**	0.61	0.33
	BS3	0.36	0.03	10.89**	0.49	0.21

注： ** $p < 0.01$。

如表 8 - 23 所示，单个参数的 Z 检验值大多数均大于 2.58 对应 $p < 0.01$，说明相应观测变量的载荷均具有统计学意义。

3. 分析讨论

采取非营利性定位的社会医疗保险，虽没有追求利润的倾向，却仍会将"收支平衡"作为医疗服务第三方付费系统的重要运营原则。其中，"收"主要取决于其同时保证参保患者疑难病症诊治质量和降低发生医疗费用风险的效果，进而带来的参保人员筹资积极性；"支"则主要决定于医院对于为参保患者提供医疗服务所收取费用补偿的数量和方式。医、患、保三方由此通过患者参保、医院服务、医保付费三种交易契约构成了相互依存、相互制约的关系。通过对本环节中利益相关各方交易资本及诉求公因子的提取和解释，可以发现此环节医、患、保之间的交易契约应该包括服务质量、服务成本、医保筹集、医保费用四个方面的约定。鉴于医、患、保三方相互依存、相互制约的关系决定了任意两方合谋，都会破坏第三方付费制度的平衡（医患合谋将导致保方收支难以平衡，保医合谋将致使患者参保及自身负担费用与得到服务质量不匹配，而患保合作则将从服务质量和费用双重约束的角度进行医疗机构选择淘汰）。因此，医疗付费环节治理主要在于如何发挥医保医疗费用支付功能对医院医疗服务提供方式、服务成本/质量的影响和制约作用。

据此，医疗付费环节的治理应围绕医、患、保之间相互依存制约的交易契约，以促成三方避免僵局、实现共赢为目标，通过将共同分享医疗服务提供成本降低部分作为利益分配焦点，构建医、患、保等利益相关者各有其为、平等协商、达成共识、相互制约的治理结构（平台），并具体就构成契约交易的以下 4 个方面进行治理：一是通过医保费用结算支付方式的设计，必须起到促动医院管理者提升医院服务能力，以保证参保患者获得较高质量医疗服务作用（公因子 YF1）；二是医保机构利用参保覆盖范围扩大所带来的规模效应，在与医院谈判协商医疗费用支付的对话中，能更有效地促动医院管理者通过对医务人员、药械供应等医疗生产资源要素的合理管控调配，实现对医疗服务成本的有效控制（公因子 YF2）；三是不管是与劳动关系相连的强制性社会医保，还是以自愿参加为主的城乡居民医保，能否显著降低社会大众罹患疑难病症时的医疗费用负担和由此引发的经济风险，会通过影响参保人交费和政府动用财政补贴"需方"的意向，而最终决定医保基金的筹集规模和运作保障能力（公因子 YF3）；四是政府作为大型公立医院的出资人，对医疗成本的哪些构成以何种方式进行财政投入补偿，会极大影响到医保费用控制及患者医疗花费情况（公因子 YF4）。

（四）监督评价环节

对大型公立医院履行社会功能职责的行为、过程和结果等进行评价公布，能在很大程度上改变医院外部利益相关群体所处的信息劣势，一方面可以促进人、财、物各种资源能向更好地履行社会职能的医院流动，营造竞争氛围，推动医院运营效率提高；另一方面明晰了医院应承担社会功能的实现效果，为政府行政部门和医院管理者指明了改进的重点领域。尤其在政府"计划控制"手段退出之时，面对医疗服务市场不同的契约交易对象，监督评价背后的信息披露，实际上可以起到强化患者、医保机构等利益相关方用"脚"进行选择的权利。

1. 探索性因素分析

（1）调查问卷信度检验

根据调查问卷数据处理的需要，在进行因子分析之前首先进行 KMO 抽样适当性检验和 Bartlett's 球形检验，以确认调查数据是否适合进行因子分析。

根据结果显示（见表 8 - 24），第一行检验变量间偏相关性的 KMO 值为 0.906（克朗巴赫系数），说明各变量间的相关程度无太大差异；而第二行 Bartlett's 球形检验 χ^2 值为 3901.29（自由度为 253），已达到显著水平（p<.0001），球形假设被拒绝，说明变量之间并非各自独立，所以该调查数据适合进行因子分析。

表 8 - 24　　　　　　　信度统计分析（监督评价环节）

克朗巴赫系数		0.906
Bartlett's 球形检验	χ^2 值	3901.29
	自由度	253
	P 值	0.000

（2）相关系数矩阵的特征根以及累积贡献率

采用因子分析法求相关矩阵的特征根和累积贡献率，结果显示（见表 8 - 25）按照特征根从大到小的顺序排列，第一个主成分的特征根为 6.573，对全部初始变量的方差贡献率为 28.579%；第二个公因子特征根为 1.715，方差累积贡献率为 36.033%；依次，直到第五个公因子的特征根为 1.049，其累积贡献解释了总变异的 51.102%；而若加上第六个公因子虽然累积贡献增加到可以解释总变异的 55.224%，但其特征根为 0.948（小于1），因此最终决定提取五个公因子。

表 8 - 25　　　　　　　　相关矩阵的特征值（监督评价环节）

因子	初始特征值			被提取的载荷平方和		
	特征根	方差	方差累积贡献率(%)	特征根	方差	方差累积贡献率(%)
1	6.573	28.579	28.579	6.573	28.579	28.579
2	1.715	7.455	36.033	1.715	7.455	36.033
3	1.304	5.670	41.703	1.304	5.670	41.703
4	1.113	4.839	46.542	1.113	4.839	46.542
5	1.049	4.560	51.102	1.049	4.560	51.102
6	0.948	4.122	55.224			
7	0.931	4.050	59.273			
	...	...	...	...		
21	0.410	1.784	96.819			
22	0.396	1.720	98.538			
23	0.336	1.462	100.000			

同样在碎石检验中（见图 8 - 7），根据第五个因子开始特征根以后扁平并形成一条几乎是平行斜率的线，也从另一个侧面说明提取五个公因子是可取的。

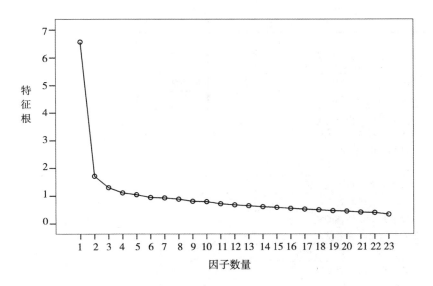

图 8 - 7 碎石图（监督评价环节）

（3）公因子的指标归类

根据上一步研究结论，经过方差最大化正交旋转后，对各因子得分系数矩阵归类，得到研究结果见表 8 - 26。

表 8 - 26　　旋转后的公因子载荷矩阵归类（监督评价环节）

	因子				
	1	2	3	4	5
ZZ2 政府服务质量监控	0.653				
HS1 患者健康结局	0.605				
YZ3 医务人员诊疗行为落实	0.499				
XZ2 专业组织医疗质量评鉴能力	0.435				
YZ2 医务人员诊疗方案建议	0.405				
HS3 患者服务花费		0.642			
BS2 医保资金筹集充裕		0.626			
BS3 医保费用使用控制		0.575			

续表

因子	1	2	3	4	5
ZS1 政府办医宗旨		0.409			
HS4 患者便捷诊治			0.727		
GZ1 管理者人员管理权			0.598		
GS1 管理者提升医院能力			0.514		
HS2 患者服务感受			0.422		
XZ1 专业组织公信力			0.377		
GS2 管理者维护医院运营				0.715	
ZS3 政府资产保值				0.711	
GZ2 管理者资源调配权				0.678	
ZZ4 政府财政资金投入				0.229	
HZ3 患者对其他参与者评价					0.771
GS3 管理者管理业绩被认可					0.581
ZS2 政府管理效果被认可					0.499
BS1 医保分散费用风险					0.474
YS4 医务人员职业声誉					0.298

根据表 8 - 26 结果，从理论角度对所提取的公因子和所包含指标进行命名和解释（见表 8 - 27）。

表 8 - 27　　公因子的命名与解释（监督评价环节）

因子	命名	解释
公因子 JP1	医疗服务质量评价因子	政府和行业专业组织对医务人员诊疗质量的评价监督，可以有效弥补患者在卫生知识和医疗信息方面的不足
公因子 JP2	医疗费用控制评价因子	包括基金筹集和支出控制的医保计划运行直接影响着患者对医疗费用负担的评价
公因子 JP3	医院服务效果评价因子	行业专业组织在医院服务组织水平的评价方面具备的第三方公信力，可以更好地反映患者对服务态度和便捷的真实感受
公因子 JP4	医院运营效果评价因子	作为出资人的政府，通过对财政投入公立医院后资产保值效果的考核评价，明确医院管理者的运营管理绩效
公因子 JP5	医疗声誉社会评价因子	利益相关者互相之间对过去信守交易约定表现的声誉评价，可以在整个社会范围内产生资源吸引和自我强化作用

2. 验证性因素分析

运用 LISREL 软件对医疗付费环节相关数据进行验证性因素分析，结果见图 8 - 8 和表 8 - 28、表 8 - 29。

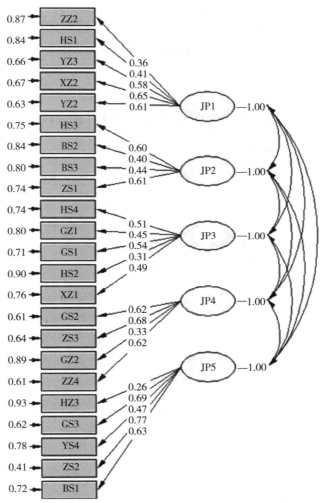

Chi-Square=1183.23, df=220, P-value=0.00000, RMSEA=0.081

图 8 - 8　监督评价环节治理模型路径结果图

表 8 - 28　　　　　　监督评价环节治理模型拟合度结果

指标	RMSEA	GFI	AGFI	CFI	NNFI	IFI
拟合指数	0.079	0.87	0.83	0.93	0.92	0.93

　　如表 8 - 28 所示，测量模型的近似误差均方根 RMSEA < 0.08，而拟合优度指数 GFI、比较拟合指数 CFI 以及 AGFI、NNFI 等均在 0.9 左右，提示整体模型拟合较好。

表 8 - 29　　验证性因子分析最大似然估计结果（监督评价环节）

潜变量	观测变量	因子载荷	标准误	Z	误差方差	R^2
JP1	ZZ2	0.27	0.03	8.81**	0.50	0.13
	HS1	0.19	0.02	10.02**	0.19	0.16
	YZ3	0.45	0.03	15.12**	0.39	0.34
	XZ2	0.54	0.03	17.24**	0.40	0.43
	YZ2	0.50	0.03	15.95**	0.41	0.37
JP2	HS3	0.51	0.04	12.55**	0.78	0.25
	BS2	0.28	0.03	9.94**	0.42	0.16
	BS3	0.34	0.03	11.03**	0.49	0.20
	ZS1	0.34	0.03	12.70**	0.34	0.26
JP3	HS4	0.57	0.04	13.24**	0.94	0.26
	GZ1	0.35	0.03	11.61**	0.50	0.20
	GS1	0.39	0.03	14.12**	0.37	0.29
	HS2	0.21	0.03	8.00**	0.41	0.10
	XZ1	0.41	0.03	12.78**	0.54	0.24
JP4	GS2	0.58	0.04	16.26**	0.53	0.39
	ZS3	0.74	0.04	17.94**	0.64	0.46
	GZ2	0.26	0.03	7.95**	0.56	0.11
	ZZ4	0.59	0.04	16.2**	0.55	0.39

续表

潜变量	观测变量	因子载荷	标准误	Z	误差方差	R^2
	HZ3	0.26	0.04	6.34 **	0.91	0.07
	GS3	0.58	0.03	19.20 **	0.37	0.48
JP5	YS4	0.37	0.03	19.20 **	0.47	0.22
	ZS2	0.67	0.03	21.84 **	0.32	0.59
	BS1	0.37	0.03	13.69 **	0.36	0.28

注：** $p < 0.01$。

如表 8 - 29 所示，单个参数的 Z 检验值大多数均大于 2.58 对应 $p < 0.01$，说明相应观测变量的载荷均具有统计学意义。

3. 分析讨论

大型公立医院虽应以坚持公益性为主要目标，但基于对自身利益的追求是社会前进重要动力的判断，只要利益相关各方在交易契约约定的框架之内谋求合理利益，就可以透过利益交换频率的增加（提供数量更多、质量更好的各种服务），间接推动利益相关各方共赢的实现。而这其中的关键就在于"合理利益"边界的确定，则具体可以依靠自律和他律两种途径实现。由于利益相关各方的信息不对称以及医疗卫生"救死扶伤"的行业定位，同时考虑到发挥主观能动性的自律，能通过自我管理约束在处理利益问题方面取得更高的效率和耗费更低的成本，因此传统上一般以强调自律为主。可在经济学"有限理性经济人"的假设之下，当契约规定的利益交换不足以产生足够激励，自律功能失调常常就不是小概率事件了。此时，以制度化、严密化为特征的外在他律，就应成为确保利益相关各方获得合理利益的必要条件。特别是当他律约束促使利益相关各方的行为惯性地固化为下意识选择，他律就会向自律发生转化。一般来说，他律又可以通过规范系统和评价系统两个手段来实现。其中，规范系统主要通过具有法律效应的规章制度、合约文件进行监督约束，评价系统则主要通过对利益交换的行为过程、成本、质量等信息披露进行监督约束。所以，监督评价环节的治理主要在于如何利用他律以及惯性化后的自律，来保证利益相关各方谋求"阳光下"的合理利益，进而实现随各行为主体需求效用信息持续公开所带来的整个系统交易费用递减。

通过对本环节中利益相关各方交易资本及诉求公因子的提取和解释，也可以发现此环节交易契约（或公共契约）主要包括分别针对医生的医疗服务质量、医保的医疗费用控制、医院的服务组织效果和运营效果以及利益相关各方互相之间的社会声誉 5 个方面的约定。据此，监督评价环节的治理应围绕利益相关各方交易契约（公共契约）的完善，以促使各方遵守"合理利益边界"为目标，通过规范系统和评价系统的他律作用发挥，构建具备检验医疗服务工作、促进医疗机构改善服务、动员公众参与监督、专业机构制定评价标准、监督机构实现监督等综合功能的治理结构（平台），并具体从以下 5 个方面去开展治理：一是虽不直接干预医生的工作，但政府、专业组织可以分别通过依法组织行业指导标准检查和从专业角度发布评估报告的方式，对医生的诊疗行为进行监督评价，以保证患者所获得医疗服务质量（公因子 JP1）；二是不能将"以收定支"原则对医疗费用控制效果作为重点，而应以是否起到了减少患者实际医疗费用负担作用，作为政府评价医保机构职责履行的关键（公因子 JP2）；三是对患者能否从医院提供医疗服务组织过程中获得良好的服务感受进行评价（公因子 JP3），行业专业组织的公信力可以更好地保证公平公正，尤其是在同时面对公立以及社会资本办医之时；四是政府作为大型公立医院的出资人，以医院管理者的绩效考核评估替代相互之间的"责权不清"，能更好地理顺管理体制，提高管理效率（公因子 JP4）；五是通常只在契约（交易或公共）框架范围内谋求合理利益的交易对象，所获得的良好声誉评价可以使其通过增加未来重复合作的机会，而降低次均交易费用，实现整个系统的共赢（公因子 JP5）。

小　　结

按照交易成本理论的观点，政府举办大型公立医院（直接购买生产要素组织医疗服务生产，实现契约交易组织内部化）的一个非常重要的原因，就是希望降低患者、医生、医院管理者、医保机构等交易型利益相关者的交易费用。因此，衡量大型公立医院的治理效果，在其他条件都能得到控制的情况下，是否能够最大限度地节约交易费用就可以作为重要的评价标准。如果不考虑大型公立医院垄断疑难病症诊治"市场"的影响，充分的市场竞争可以保证整个系统的交易费用限制在一个可以接受的范围。但实际情况是我国社会经济整体从计划向市场的转型过程中，与市场经济有效运行相配套的制度建设并未及时跟上。当自身合理利益缺乏必要的合法机制保护之时，大型公立医院各交易型利益相关者的"机会主义"交易倾向就会抬头。交易各方在交易过程中均可能采取最大限度自我保护的方式，仅依据单次博弈收益进行策略选择（所谓的"一锤子买卖"），而不考虑因此可能产生的后续交易成本增加。此时，提高交易门槛、抬高交易价格等"潜规则"就会迅速填补"显规则"缺失所留下的规则真空，各种资源迅速耗散于"潜规则"带来的黑洞。政府从举办大型公立医院节约交易费用的初衷出发，得到的却是各方抱怨的"多输"结果：患方"看病难、看病贵"，医方待遇低，保方支出控制难，药械厂商利润薄……

回顾以往公立医院治理相关研究，多以借鉴公司治理"三会四权"（股东会、董事会、监事会，出资者所有权、法人财产权、出资者监督权、法人代理权）的法人治理结构构建为研究对象。但这种将治理重点放在医院内部优化上的思路，面对主要由外部社会经济环境变化所致问题的解决上，常会因僵化行政体制、既有利益格局等调整困难而举步维艰。同时，仅仅靠公立医院自身的治理结构重组，而不充分考虑利益相关者的利益和影响，也难以真正达到预期的治理效果，所以不能将之作为大型公立医院治理设计的唯一必然选择。现代社会的最大特征之一就是承认社会利益的多元，即个体或群体会因为社会角色差异，存在截然不同甚至目标互逆的利益诉求。而契约正是能够兼容不同利益诉求，借助有偿交换将利益相关各方连接在一起，实现整个系统多元主体利益共赢的重要"介质"。在某种意义上，市场经济就是契约经济，公民社会就是契约社会。

相对于传统政府"一元"治理方式易产生的"多层委托代理之后约束控制力逐级衰减"的弊端，基于多中心思想的大型公立医院治理模式正是基于利益相关各方应该相互承认对方具有获得合理利益权利的前提，力求从公立医院体系各利益相关者的权利和利益相容性出发，将"治理概念"延展至围绕大型公立医院为核心，囊括患者、医务人员、医院管理者、政府、医保机构及其他利益团体在内的整个利益交换系统上，通过多中心的权力结构设计、多样化的治理结构安排和切实可行的民主参与制度构建，形成利益相关各方在一定的集体行动规则框架（交易契约或公共契约）之下，按照共同参与、相互博弈、利益调试、合作妥协的互动行为模式，尽可能地完成以权力相互制衡、依赖相互协商为特点的治理优化，并最终实现参与各主体的利益最大化、需求多样化的共赢。

针对大型公立医院各利益相关主体在参与就医诊治、医院运行、医疗付费、监督评价诸环节利益交换过程中，各自"交易诉求"（核心利益）以及能付出用于利益交换的"交易资本"（专用价值）之间存在进行契约交易（显性或隐含）的可能，运用探索性因素分析和验证性因素分析相互交叉证实以探寻利益交换链接点的方式，围绕医患间的诊疗合同，政府与医院、医生间的聘用合同，患者与医保、医保与医院间的医保合同，利益相关各方互相之间的监督评价等交易契约，贯穿按组织内外划分治理的传统界限，构建可以保证契约关系稳定性和可靠性的治理结构，以及能实现权力制衡和激励相容治理机制。围绕交易契约进行治理模式构建的优点在于，运用契约来约束利益交换行为，法律、制度、道德等"显规则"就具有了动用经济和法律手段指导交易秩序的合法权威，交易各方从短期自身利益最大化的本能状态，进入兼顾长期系统利益共赢的公益状态成为可能。有关治理参与主体有效地表达其意愿，积极参与治理和绩效评价，维持整个系统正常运转所产生的交易费用就能够在互动中较为容易地被控制在一个相对合理的水平，以大型公立医院为核心的系统"善治"才能实现。

通过以上分析，不难发现所谓大型公立医院多中心治理模式构建，其实主要是针对围绕利益相关者之间权力的重置和交往关系的重塑进行的，其目的是有效进行大型公立医院管理和更好地履行其承担的社会功能，实现具有可持续发展能力的绩效目标。而鉴于制度经济学理论认为，对于能够彻底地或暂时地解决存在于个人、群体和组织之间冲突的大量制度化程序的提出和实施，治理结构设置一旦明晰，适宜的治理机制就可以在互动中由治理结构协商、投票甚至通过司法裁定和行政决策产生。即使出现新问题、新情况，多主体参与治理所特有的开放和灵活，也可以赋予其产生新治理机制的高度灵活、多样化的自我调整能力。因此，没有将形式上的治理结构组织框架搭建作为重点，而是将注意力转向不同环节治理结构的组成，利益相关各方所承担的角色、权利、义务以及参与治理的途径和渠道等，主要分析了不同环节的治理谁应该、可能或必须参加，可以或应当做什么，何时何地以及如何做，可能会影响到什么、产生怎样的结果。

第九章

大型公立医院治理模式实证研究

自 2010 年 2 月五部委联合下发《关于公立医院改革试点的指导意见》以来，以 16 个国家直接联系指导公立医院改革试点地区为代表的全国公立医院改革，纷纷结合当地的工作基础和环境条件，进行了积极有效的探索，其中既有像北京市"两个分开，三个机制"整体推进的综合改革，也有围绕若干突出问题进行的关键环节重点改革，为下一步进入攻坚阶段的全面改革积累了大量有益经验。同时，也为对前述部分所构建的大型公立医院治理模式从实证角度进行科学性、可行性检验，提供了可供印证的素材。

第一节 案例实证研究方法简介

对于涉及范围广、牵涉利益复杂的大型公立医院治理问题进行研究，存在以下两种思路：一是从规范分析角度出发，运用逻辑演绎推理的方法，对其治理模式"应该是什么"进行有预设价值观的结论判断，并据此"开出药方"。其结果映射到工作实践中，常常会发生类似高调宣扬"公立医院和医生应该以忘我奉献，缓解社会公众看病难/贵"，却在复杂的现实问题面前碰壁，难以取得预期治理效果的结局。二是放弃或超越预设的价值判断，只从揭示客观现象本质及其运行规律的角度，进行现象本身"是什么"的实证研究，并基于此"开出的药方"。这种思路由于有客观性作为分析问题的基础，其得出的结论可以通过经验事实进行验证，因此通常会更符合现代科学对客观性、普遍性的要求。正是基于以上原因，拟采用后一种实证分析方式，对大型公立医院治理模式的研究结论从观察和实验的经验事实之上进行验证。

所谓实证研究是指从大量的经验事实中通过科学归纳，总结出具有普遍意义的结论或规律，然后通过科学的逻辑演绎方法推导出某些结论或规律，再将这些结论或规律拿回到现实中进行检验的方法论思想，其主张以实践为研究起点，认为经验是科学的基础。具体方法有狭义和广义之分，其中狭义的实证研究方法主要指数理实证研究，是利用数量分析技术，分析和确定有关因素间相互作用方式和数量关系的研究方法；广义实证研究方法则泛指所有经验型研究方法，如调查研究法、实地研究法、案例研究法、统计分析法等。

具体到作为研究对象的我国大型公立医院改革尚处试点阶段，不仅可供观察的样本数量较少，而且有关数据也多暂时保密或未全面整理，考虑到数理实证研究对于数据质量要求相对较高，决定按照广义实证研究概念中的案例实证研究思路，对前述部分构建的基于多中心思想的大型公立医院治理模式，进行分环节的验证分析。

第二节　按医疗服务环节划分的案例实证

一　就医诊治治理模型的案例实证

按照民法对构成契约的一般要件要求，通常包括当事人的意愿、订约所必要的能力、标的、违约时的处理等。到大型医院求诊的患者以疑难病症为多，如果仅是医患双方依据市场交易原则进行利益交换，通常会因诊疗过程迁延复杂、医疗费用高、诊疗结局对患者影响大等的特点，很难达到自动调节下的市场出清（Market Clearing）①，而过多的交易约束条件就会减低发生交易的可能或抬高达成交易的成本，表现为到大型医院求诊疑难病症的

---

① 市场出清是经济学的一个重要概念，是指在市场调节供给和需求的过程中市场机制能够自动地消除超额供给（供给大于需求）或超额需求（供给小于需求）而使市场在短期内自发地趋于供给等于需求的均衡状态。

"难"和"贵"。围绕医生与患者之间诊疗合同构建的就医诊治治理模型，目的就是要在交易契约框架内，尽量通过政府、医保、医疗行业专业组织的有效参与，以及一系列具体机制措施的引入，促使医患双方以较低的交易成本达成各自的合理利益。比如，针对"订约所必要的能力"，从患者的支付能力角度，政府可以利用财政转移支付的方式通过举办或投资公立医院提供"平价"市场服务，医保机构可以利用医疗风险分担的方式通过保险互济和错位补偿提高患者支付能力；从医生的服务能力角度，政府可以通过专科医师准入、医疗过程行为监管等管制措施，来确保医生具备按照质量要求履行医疗服务的能力。比如，针对"违约时的处理"，以自身身体健康作为交易标的，使患者具有了极高的交易退出成本，一旦发生医疗纠纷而得不到其自认为合理的补偿时，对提供医疗服务的医务人员采取过激行为，通过加大医生违约成本的方式保护自身利益，就成为"自然状态"下处理违约的选项，而医疗行业专业组织以第三方的身份介入违约时的处理，将可以起到加深相互了解，缓冲矛盾，促成协商达成的作用，为双方正常医疗环境的保证。再比如，针对"当事人意愿"，当服务报酬不足以弥补付出的成本时，医务人员就有可能产生降低服务质量、减少服务数量或通过其他渠道弥补等违背患者利益的交易行为，医疗行业专业组织从维护契约履行的角度，既可以代表医务人员向其他利益相关者发出提高待遇的呼吁，也有能力对有损交易标的和原则的行为进行专业监督。

事实上，世界发达国家的现实做法和我国公立医院改革实例，已对就医诊治治理模型的有关假设作出了诸多验证。以下仅就专科医生准入、医患纠纷处理二者作相对细致的案例实证。

（一）专科医生准入

疑难病症的患者服务对象和对医生专业技术要求的特殊，决定了医疗服务执业者资格准入应比其他行业更加系统和规范。因此，国际通行的是在医疗服务体系层次构成上，按照初、次级医疗服务与三级医疗服务区别，分别由全科医师（或普通专科）和专科医师服务的方式。而在我国现行医学生毕业就业制度之下，医学院校毕业生在校期间所受医学临床教育相对宽泛，但进入大型医院工作只需经过短暂的"轮转"后，都会被顺理成章地分配到各个专业科室，分配的依据可能是科室的需要，或个人的某种"特权"；而我国现行执业医师制度又规定，参加执业医师资格考试至少需要有一年以上的工作经历（或试用），这就与国际通行的拿到专科医师准入才能在大型医院执业的惯例形成了鲜明的对比。制度与现实需要的脱节，很难保证疑难病症临床诊疗对于医疗质量和医疗安全的需要，大型医院专科医生待遇标准也缺乏了确定的基础。

针对以上情况，为建立符合国际惯例的医疗技术准入和医疗行业人才培养机制，卫生部 2004 年起开始组织专科医师培养模式和准入标准的研究工作；2009 年卫生部印发了《专科医师准入试点工作方案》，部署开展专科医师的培训、考核、考试、准入等项工作，正式启动我国专科医师准入试点工作；2010 年 6 月，卫生部向首批资深专家授予专科医师证书；2011 年，卫生部成立了包括心血管内科、口腔科在内的 9 个专业专家组，开展相关专业的专科医师认定和考试工作；2012 年 5 月，我国首次在辽宁、上海、广东、四川举行了心血管内科专科医师准入考试，产生了我国第一批通过考试获得专科医师准入资格的医师，标志着我国在大型公立医院实行专科医师职业准入的正式开始。与之相应，全国各地配套方案也纷纷出台，比如四川省卫生厅就规定，从 2011 年起三级以上医院接受从事临床工作的中级以下技术职称的卫生技术人员，如其从事专业属于卫生部已经公布的专科范围，须获得省级以上卫生行政部门颁发的专科医师培训合格证书；而医学毕业生在毕业后必须进入基地经过专科医师培训，通过考试考核，得到相应合格证书，将来持证上岗。

（二）医患纠纷处理

据 2002 年中华医院管理学会（现中国医院协会）对全国 326 所医院医疗纠纷和侵权事件进行的问卷调查结果显示，三级医院发生10 例以上医疗纠纷的达到了 63.5%，且呈现出医院越大，收治的疑难重症病人多，病人愈后结果不良，产生医疗纠纷越多的特点①。近年来，因为医患纠纷而在大型公立医院设灵堂、堵大门等闹剧更屡见不鲜，不仅影响了患者的就医，威胁着医生的人身安全，还严重扰乱了医疗秩序和医院环境。

按照 2002 年国务院颁布的《医疗事故处理条例》相关规定，医疗纠纷的解决主要由医患双方自行协商、申请卫生行政部门调解、向法院提起民事诉讼三条途径。但实际运用中三种途径都存在不同程度的缺陷：医患双方信息不对称，不具有平等协商谈判地位；由作为医院"娘家"的卫生行政部门组织调解，中立性难以保证；依靠法律诉讼解决，耗时长、成本高。尤其是经历了医疗纠纷"诉讼爆炸"及赔偿费用飞速上升之后，包括我国在内的世界各国日益重视非诉讼方式解决医疗纠纷，特别是其平衡作用的第三方加入后通过调解机制解决已经成为新趋势。以德国为例，专门负责医疗纠纷诉讼外解决的调解处，一般由各州的医师协会单独或几个州的医师协会联合设立。在接到病人关于医疗事故的陈述报告后，调解处会根据情况组成一个专家小组，对医疗纠纷快速审查后进行调解。由于与调解及诉讼相比，协商不需要复杂的程序，只要医、患双方就争执的问题进行磋商达成协议即可，结果也是双方当事人较量平衡后自愿达成的，所以违反协议的情况也较少发生，更加快捷高效、低成本地实现了医患之间的利益冲突缓解。即使当事方中的任何一方不同意该处理意见，仍可诉诸法律。

从我国医疗体制改革实践看，更加符合医疗纠纷解决专业、公正、权威三大基本原则的第三方调解机制越来越成为主流。截至2011 年 4 月底，医疗纠纷人民调解制度已覆盖全国 30 个省、283 个设区的市和省直管区县（覆盖率达 62.47%），成立医疗纠纷人民调解组织 1139 个，先后涌现出人民调解机制配合医疗事故责任保险的宁波模式、司法部门下辖第三方援助的山西模式、成立医患维权协会

负责调解的济宁模式等多种探索和尝试。而全国各地医疗纠纷人民调
解组织共受理 30907 例医疗纠纷，成功调解 25985 例，成功率
84.07%，满意率在 95% 以上。

二　医院运行治理模型的案例实证

由于大型公立医院任务多重性以及疑难病症发生不可预知性等因
素的影响，"政府—医院管理者—医生"之间的逐级委托代理无法对
疑难病症服务的数量和质量作出准确规定，当缺乏合理的权力制衡和
激励约束机制对委托代理关系进行有效调整时，就很难保证大型公立
医院诊治疑难病症的社会医疗任务高效实现。围绕政府、医院管理
者、医生之间聘用合同（付出人力资本—获取劳动报酬）构建的医
院运行治理模型，目的就是要在委托代理契约框架内，尽量通过政府
与医院管理者之间的权力合理配置，以及医院与药械厂商、其他类型
医疗机构之间的关系重构，促进大型公立医院社会职能的更好履行。

同样按照契约一般构成要件的分析，可以对医院运行治理模型进
行实证研究。比如，针对委托代理契约的"标的"，政府对大型公立
医院面向疑难病症诊疗、医学教育和临床科研、卫生应急事件处置的
机构定位非常明确，如何保证大型公立医院发展不偏离到扩大一般常
见疾病的诊疗，压缩其他类型医疗机构服务空间的恶性医疗市场竞争
上去，就需要政府通过区域卫生规划去进行引导。比如，针对"当
事人的意愿"，通过在聘用契约中对甄选、使用、激励、约束等用人
机制的明确和完善，促使政府与医院管理者、医院管理者与医生之间
形成一致委托代理利益，激发医院管理者、医生积极履行代理人职责
的主观能动性；再比如，针对"订约所必要的能力"，所有权与经营
权、决策权与执行权的分离，真正赋予医院管理者与所其承担职责相
匹配运营维持、资源调配、人员管理等日常事务管理权力。以下仅就
国内外公立医院改革实践中出现，并能与医院运行环节治理模型进行
相互印证的几个案例进行说明。

（一）大型医院服务定位

让各级公立医疗机构专注于政府给出的医疗服务定位，对于减少

因大型医院承担过多常见多发病诊治，而基层医院和社区医疗服务机构服务能力闲置，所造成的卫生资源浪费有重要意义，更是解决"看病难、看病贵"的有效措施。一般来说，具体途径有两个：一是限制患者就医选择权，实行严格的逐级转诊。比如，以英国 NHS 为代表的全民医疗服务模式就规定，除急诊外所有患者在接受专科住院治疗之前，都必须经由自己的全科医生转诊。二是不对患者就医选择权做严格限制，但将一定数量的各级医疗机构整合形成医疗服务集团，具体服务定位在集团内部自主划分。比如，新加坡采取纵向一体化的模式，把全国公立医疗机构重组为以新加坡总院 SGH 和国立大学医院 NUH 为龙头的两个医疗服务集团，强调集团内部资源共享、协作配合，将单个医院之间的激烈竞争转变为医院群的有序竞争，减少资源重叠浪费，更好地实现规划和资源的最佳调配。

在我国未实行严格逐级转诊，患者在一定区域之内拥有较大的就医选择权的大背景之下，过去的公立医院改革实践中曾出现过以技术协作为主的松散型医院联盟。但受政府与医院隶属关系、配套政策的制约，医院联盟形成的基础并不牢固，甚至医院集团内部各医院的发展目标应该是市场细分的差异化定位，还是追求帮扶之后的同场竞技，都不能有效明确下来，再加上很多医院联盟并不在同一地域，很难保证医疗服务集团内部分级诊疗的初衷实现。

与之相比较，公立医院改革试点上海、北京等医疗资源最集中地区，在政府主导之下出现的区域医疗联合体（简称医联体），则更接近新加坡医疗服务集团的模式。将同一个区域内的大型公立医院和二级医院、基层社区卫生服务中心医疗资源整合在一起，形成利益共同体和责任共同体。患者在医联体内，可以享受到基层医院与三甲大医院之间的双向转诊、化验检验结果互认、专家预约门诊、远程会诊等便捷的优质诊疗服务。医保基金对"医联体"进行总额预算，总指标由集团医院统一掌握、内部调控，激活了与大医院合作中小型医疗机构的各类资源，最终实现各级医疗机构之间互惠互利、合作共赢。2011 年 1 月和 4 月，上海先后在市中心和郊区成立了"瑞金医院—卢湾区"和"新华医院—崇明区"两大医联体。2012 年，北京也在朝阳医院、友谊医院、积水潭医院等开始试点内部"分工"，诊疗资源统筹使用的医联体服务模式。

（二）医院内部管理体制

政府出资建立大型公立医院之后，并不意味着设立医院的预期目标就会自然实现。由于公立医院在委托代理关系上，具有多层次、多任务、多委托人的复杂特性，使医院内部管理体制上面临上一种特殊困境：高度知识密集、服务不确定性和强调效率都要求大型公立医院具有较高的自主权，但复杂的委托代理所带来的巨大代理成本，又可能会使过度的"放权"离政府设立大型公立医院的预期目的越来越远。

世界银行经济学家根据国际经验，将公立医院管理体制变革分为自主化、法人化和私有化三类。其中，公立医院自主化是指公立医院仍然保持国家所有，政府对公立医院不同程度地下放经营权，并允许医院拥有部分剩余索取权；公立医院法人化是指最终所有权仍保留在公共部门，但医院成为具有法人组织结构的独立法人实体，并拥有更大的剩余索取权；而私有化则违背了政府利用公共财政举办公立医院的初衷，很难保证除运营效率之外的其他社会目标。从世界发达国家公立医院管理体制改革路径来看，政府实行公立医院经营权与所有权、执行权与决策权的两权分离是一个普遍趋势。采取法人化的方式，将决策权下移以确保医院日常决策结构拥有必要决策信息；同时，在代表所有者的董事会/理事会与形式日常运营管理权的医院管理者之间，通过聘用契约较为明确划分各自的责任、权利和义务，以确保医院管理者能较好地感受到与委托人目标一致的激励约束。

针对目前我国大型公立医院治理方面存在的政府与医院之间权责不清、所有者职能分散导致的有效问责不够、政府对公立医院的管理手段失效等问题，国内众多地方政府或大型公立医院都在管理体制改革上进行了特点各异的探索和尝试，先后涌现出北京、上海、苏州、成都、潍坊、无锡等多种公立医院管理体制改革模式。初步可以划分为以下三种类型：一是公立医院自主化，比较有代表性的是山东潍坊。将原来分散在组织、人事、财政等部门的各种权限统一划归卫生行政部门，由卫生局代表政府行使出资人权利，医院院长在保证执行政府收费定价的前提下，充分行使经营权、管理权、分配激励权等。这一模式注重理顺政府部门之间、政府与医院之间的管理机制，试图使卫生局成为一个责权对等、对公立医院管办合一的行政主体，优点是不涉及人员调整，便于操作，但存在未进行体制突破的缺点。二是公立医院管理机构法人化，上海、成都、苏州、无锡等地的公立医院管理体制改革都可归入此类。其共同特点都是管办分离，卫生行政部门负责行业监管，而由独立于卫生行政部门之外的公立医院管理机构，对公立医院行使包括对公立医院加强预算管理、人事管理、对外投资管理、经营性资产管理、国有资产审计管理、医院绩效评估等的出资人责任。不同之处只是在于公立医院管理机构的性质，其中上海申康医院发展中心、无锡医院管理中心都是与卫生局同属市一级财政预算单位的国有非营利性事业法人，成都医院管理局是国资委合署办公的政府机构，苏州医管中心是几家公立医院共同成立的民办非企业法人实体。这一模式既有利于理清出资人与经营管理者的关系，强化对公立医院的管理问责，又有利于"管办博弈"格局形成，使原来对公立医院的行政化管理逐步向法人化治理转化。三是公立医院法人化，比较有代表性的是北京。2011 年，北京在卫生局之下专门设立正局级的医管局负责统管市属 22 家三级医院，接着于 2012 年在友谊医院、朝阳医院和北京儿童医院启动了法人治理运行机制改革试点，试行决策、执行、监督三权分立、分工制衡的医院运行模式。其中，理事会负责医院的改革与发展，制订医院发展计划和财务、人事、分配等基本管理制度，规划医院年度运营目标，按规定履行医院重大决策、干部任免、重大项目投资、大额资金使用等事项的决策，其成员由理事长、执行院长、职工代表、专家代表等内部理事以及社区居民、研究机构学者、法律从业人员、新闻界人士等外部理事共同组成，接受市医院管理局的选聘、考核和监督，并遵照国际惯例实行零薪酬履职。执行院长为首的医院管理层，负责组织实施理事会决议，拟定内部机构设置方案和基本管理制度，决定聘任或解聘管理权限内的工作人员，按医院基本管理制度的规定行使财务审批权、考核分配权、员工奖惩权等工作；其任用由市医院管理局提出建议人选，并向医院理事会推荐，由理事会按照有关规定聘任和解聘；由理事会与执行院长签订任期目标责任书，对执行院长实行年度和任期绩效考核，考核结果作为执行院长工作评价、薪酬确定和职务任免的重要依据。监事会则以派驻监事组的方式入驻医院，加强对医院决策层、执行层履职情况的检查，加大对医院规范运行的监督。这一模式的优点是能够通过权力安排、绩效评价和激励措施充分体现权责一致，有利于促使作为代理人的医院管理者形成与委托人利益相一致的激励约束。

三 医疗付费治理模型的案例实证

医院在为患者提供服务过程中需要消耗人财物各种资源，包括医务人员劳动报酬、药械采购维护、医疗基础设施建设等。大型公立医院日常运营所需资金补偿，按来源划分则主要由政府财政投入、医保第三方付费和患者自费承担部分三块构成。其中，政府财政投入占医院年收入的比例一般平均在10%以下，而社会医疗保障网基本建成之后（社会医保覆盖率达到95%），患者自付比例有望控制在平均30%以下，医保第三方付费则成为大型公立医院费用补偿的主要来源。由于患者、医院、医保出于各自利益保护，其效用目标常常产生明显的互逆，如果不能发挥医疗付费机制对三者博弈行为的影响，谋求医疗费用控制和保证医疗服务质量/数量同时达到理想状态将无法实现。围绕患者参保、医院服务、医保付费三种交易契约构建的医疗付费治理模型，目的就是尽量在交易契约框架内，促成三方将医疗服务提供效率提高产生的成本降低部分，作为实现利益共同分享、合作达成共赢的基础，使健康保障目标和社会医疗保险平稳运行能同时公平有效地实现。

同样按照契约一般构成要件的分析，可以对医疗付费治理模型进行实证研究。比如，针对"当事人的意愿"，一方面可以发挥医疗费用支付功能带给医保机构的交易谈判优势地位，通过医保费用结算方式的设计使用，促使医院在保证医疗服务提供数量和质量的同时，有强烈的意愿去提高医院管理运营水平，有效控制医疗服务成本；另一方面，如果通过培养出具有一定容量的非营利性医保市场，能供社会公众在选择哪家社会医保机构有更多选择余地时，医保机构也就会有动力去探索科学合理的医疗费用支付机制，以维持基金收支平衡与降低患者就医费用负担两项目标的同时实现。再比如，政府财政投入和医保机构筹资来源都来自社会公众，区别仅在于"补供方"的基建、人头、办公等特定项目，还是"补需方"的特定病人、特定费用等。针对"订约所必要的能力"，医保机构是否能承担起大型公立医院费用补偿主要来源的任务，很大程度上取决于作为出资人的政府对公立医院的财政投入力度。以下仅就国内外公立医院改革实践中出现，并能与医疗付费治理模型进行相互印证的几个案例进行说明。

（一）医院费用补偿

为提高医院提供服务的积极性，如今的世界发达国家已几乎不存在按"收支两条线"的方式，动用公共财政对大型公立医院进行全额费用补偿。比较常见的做法是，对医院基建、设备购置等固定成本动用财政进行投入，而按提供医疗服务的数量/质量对可变成本进行补偿。国际上通常按照时间维度，将基于医疗服务的补偿从整体上分为预付制和后付制。其中，后付制主要指按服务项目付费，既可以由医院先垫付费用再与医保机构结算，也可由患者支付再从医疗保险经办机构报销，是传统而被广泛使用的支付方式；预付制则包括了现在比较流行的总额预付制、按人头支付、按服务单元支付、按病种支付等方式。两大类医疗费用支付机制都存在较为明显的优缺点：采用后付制，医疗服务质量能够得到保障，但容易刺激医院诱导需求，提供过度服务进而造成医疗资源的浪费；采用预付制，能有效地控制医疗费用支出水平，但容易导致医疗服务质量的下降，最终损害患者的利益。世界各国所经历的医疗费用支付机制变革实践证明，单一的支付方式各有其特点和弊端，采取多元化的、不同支付方式组合的复合支付方式（比如，对所需医疗费用较少、病情处理较简单的以后付制支付方式保证医疗质量，而对于所需医疗费用较多、病情较复杂的以预付制支付方式控制医疗费用浪费），将可以达到既保障医疗服务质量，又保障医疗资源高效率利用的目的。

20 世纪 90 年代我国城镇职工基本医保建立之初，各地就已经开始对医疗费用支付方式进行比较系统的改革和探索。例如，镇江的"总额预算、弹性结算、部分疾病按病种付费的支付方式"，上海的"总量控制、结构调整"，深圳的"门诊按服务项目支付、住院按服务单元支付和部分疾病按病种支付"，牡丹江的"按住院按病种支付为主，对门诊定额支付、部分疾病按服务项目支付"……这些城市探索试点都为我国医疗费用支付方式改革积累了丰富的经验。特别是镇江医保支付改革几经调整，最终确定根据定点医疗机构级别的不同，实行不同的支付方式。对大型公立医院按照"总额预算、弹性结算和部分疾病按病种付费相结合"的原则，采取复合支付方式。其中，到 2010 年按病种付费的病种从初期覆盖 70 个已扩大到 120 种，占住院总人次的 20% 以上，在医疗保险基金收支平衡、医疗费用使用控制、医疗服务质量和效率提高等方面都取得较好的效果。

另外，比较有特色的公立医院费用补偿还包括英国的模式。虽然实行 NHS 的英国没有医保机构这样的第三方居间协调，医院费用补偿带有明显的政府预算拨款性质。但其与大型公立医院之间签订的地段合同、成本/服务量合同和按实际服务次数付费合同，仍具有明显的复合付费特点。其中，地段合同按辖区居民数给予固定金额的费用，用于医院承诺的为区域居民提供一定范围的服务，其实变相等于弥补了基建等固定成本；成本/服务量合同主要根据医院按议定的价格与所承诺服务数量乘积给予补偿，关注的是患者的治疗；实际服务次数付费合同则主要用于覆盖医院实际提供服务超过前两种预付合同的数量时的补偿。

（二）医保机构效率提升

作为为患者医疗服务进行第三方付费的医保机构，其最主要的运营原则是收支平衡。如何提高医保机构的经办效率，促使其更加积极地在医疗费用使用控制、医疗服务质量和效率提高方面下功夫，德国法定疾病保险的改革经验非常具有研究的意义。

由于历史原因，德国法定疾病保险初创期对于参保者有严格的职业和地域限定（不允许跨界参保），因此社会医疗保险并非由单一的中央基金集中提供，最多时德国共有各类疾病基金近 2000 家。为应对经济发展和老龄化导致的医药费过快上涨，提高法定疾病保险的经办效率，德国政府对医保机构采取了鼓励多元竞争、强调自我管理的改革策略。从 1997 年开始，德国开始允许参保人自由选择疾病基金（医保机构无权选择和拒绝任何参保人的申请），社会医疗保险体制开始由封闭走向开放，疾病基金失去了以往的区域性或行业性垄断地位，不得不加入与其他各类疾病基金的竞争之中。开放社会医疗保险市场一方面赋予了投保人更多的自由选择权，另一方面则可以通过竞争提高疾病基金的经营效率，并间接影响医疗服务市场。为在竞争中更好地发挥规模优势，地方性较小的医疗保险基金组织不断兼并重组，现已合并为不到 180 个。德国政府为完善竞争机制，又在不同医保机构间引进了风险补偿机制，以解决自由投保所带来的财政不平衡，避免疾病基金的逆向选择风险，为疾病基金之间的竞争创造公平的制度环境。而疾病基金组织的自我管理与政府的行政管理相比，也具有能更多考虑相关者的利益以及能更好地评价自身组织管理效率的优点。近年来，竞争机制和风险补偿机制对德国社会医疗保险组织体制的影响日益显现。越来越多的德国人开始选择更换疾病基金，据统计，近年来德国疾病基金年平均转换率已达到了 5%。除了价格因素外，服务质量也成为人们选择疾病基金的重要考虑因素。

　　另外，作为近年来医改重镇，福建构建医疗保障管理"中枢"同样取得了良好效果。2016 年，福建省整合医疗保障基金管理、医疗服务价格谈判、药品耗材联合采购配送和结算、医疗服务机构服务行为的监管和医疗费用的稽查稽核等职能，成立医疗保障管理委员会，负责指导、协调全省医疗保障工作。医疗保障管理委员会充分发挥医保对药品耗材生产流通企业、医院和医生的监督制约作用，挤压药品耗材流通使用环节的水分，为"三医联动"改革提供抓手和平台，推动医改纵深发展。

四　监督评价治理模型的案例实证

鉴于大型公立医院提供疑难病症诊疗服务过程中，相关参与者的利益多元和目标互逆,单纯依靠道德自律,很难在效率和公平两个维度上同时保证利益相关各方严守获取各自合理利益的"边界"。而依靠市场竞争机制,医疗服务的专业性强、服务结果不确定性等行业特点,会使单个行为个体进行利益交换选择时,面临严重的交易信息获取成本和准确性限制。传统由作为医院出资人的政府所进行的监督评价,"屁股决定脑袋"的公众质疑又会导致社会评价的监督引导效果大打折扣。围绕就医诊治、医院运行、医疗付费等方面构建的监督评价治理模型,目的就是通过构建公平透明的规范评价体系流程,强化对医疗行为、医疗质量、医疗收费、医院运营等的监督约束和信息公开,为人、财、物等社会资源自动向优质高效"流动"提供完整可靠的参考依据,为政府和医院管理者应在哪些领域进行重点调控管理作出提示。以预期明确的他律推动自律惯性的形成,最终达到合理利用社会资源、促进公平竞争、提高资金效率、保证服务质量、维护患者权益的大型公立医院治理目标。

从世界范围来看,无论属于哪种保健模式,欧美发达国家大多都已经完成了从运用行政手段直接举办管理公立医院,到动员相关各方多角度、多方式对公立医院进行多元监督评价的过渡。在较大程度上促进诊疗服务质量和医院管理效率提高的同时,社会公众利益也得到了较好的维护。发达国家的成功实践所带给我们的深刻启示,也在国内公立医院改革有关案例中有所体现。比如,上海市把公立医院医疗质量与安全保障作为监督模式改革的基础和核心,组成了由政府卫生部门、办医主体(申康中心)、医院综合评价机构和行业专业协(学)会四大部分构成的监督网络,实行监督理念由"单一"到"多元"的转变:一是监督主体多元化。将单一的政府监督变为多主体相结合的监督,强化公立医院法人代表和医疗机构的医院自管,培育发挥行业协(学)会的行业自律,充分发挥社会大众的社会监督,通报制度、诫勉谈话制度和不良执业积分制度的政府监管,专注定点公立医院违规法律责任的医保监督。二是监督形式多元化。将单一的行政监督变为专业信息化的技术监督,通过培养和稳定一支懂医疗、懂管理的专业技术队伍,来配合和辅助行政部门加强医疗服务的评价、质控和督查，并充分借助信息化的手段，实现实时动态监督和持续监督。自 2006 年起到现在，上海申康医院发展中心从社会满意、管理有效、资产运营、发展持续、职工满意 5 个目标维度，对所属的三级公立医院院长开展年度绩效考核。通过抓取业务、财务、人事、资产等实时数据，确保考核数据全面、真实、准确。绩效考核结果作为院长年度绩效奖惩、选拔任用、评优评先和医院工资总额预算核定的重要依据，建立对医院院长强有力的激励和约束机制。

相较于上海公立医院的整体改革，海南省把公立医院的监督评价作为了整个医改的重突破口。针对原来作为医院监督评价重要手段的海南省"医院管理年活动"中暴露出的行政资源缺乏、专业知识有限和运动式监督模式等问题，海南省将具体的医院评价及医院质量监督职能，授权委托省医院协会成立专门的系统去履行，在全国率先成立了第三方独立开展工作的医院评鉴暨医疗质量监管中心，授予其制定修订权证医疗机构评鉴及医疗质量评价标准与细则，实施全省医疗机构评鉴与评价，对全省医疗机构的质量与服务及财务运行的监管，收集与发布全省医疗服务信息等核心职能。与以往卫生行政部门主导医院评价的最大不同在于，医院评鉴中心以现代管理知识、管理指标标准体系和现代管理工具进行医院评价，形成了以"专业化"取代"行政化"的运作机制，取得了相应的公益性成效：独立"第三方"的身份更加客观公正，2008 年全省 6 家三甲医院接受评鉴，其中有两家医院未达标；对医疗质量监管更具指导性，2008 年基本标准达标得分低于 75% 的三家公立医院经评鉴中心指导改进，2009 年基本达标百分率超过 95%。

第三节　大型公立医院治理政策建议

完善大型公立医院治理是我国公立医院改革的重点和难点，甚至会直接影响社会对整体医疗卫生体制改革成效的评价。与在公立医院管理上强调"政府全能"或"市场至上"的传统"一元治理"不同，围绕就医诊治、医院运行、医疗付费和监督评价四个环节中，利益相关各方可能达成利益链接、需要重点关注的核心问题，"多中心"治理模式强调在有关交易契约框架之内，通过多中心的权力结构设计、多样化的治理结构安排和切实可行的民主参与制度，来保证相关主体需求多样化、利益最大化的实现。针对上述研究结果，下面提出构建我国大型公立医院多中心治理模式的相关政策建议。

一 明晰权责，推动政府治理角色转变

大型公立医院治理中政府应该扮演什么样的角色，涉及对新医改"政府主导"的理解。在政府主导之下保证大型公立医院公益性，是对政府负有实现"人人享有健康保健"政策目标的强调，而不应是在实现目标的方式上简单走回计划经济管理体制政府大包大揽的老路。从建设服务型政府定位提出的"管办分离、政事分离"，主要要求将政府职能转移到"宏观调控、社会管理、公共服务"上来，即一是在做好区域卫生规划的基础上，利用对医院发展定位、医疗项目开展、医师资格准入等医疗政策制度的制定解释，以宏观调控的方式保证社会医疗卫生资源合理配置；二是除履行出资人义务外，减少对公立医院内部事务的微观管理，主要通过对各类医疗机构经营服务行为的监督管理，营造公平有序竞争的环境，促进医患及其他利益相关各方交易契约的达成和履行，并在各利益相关方博弈过程中保持相对超然的中立地位，对违反"游戏规则"、破坏"交易契约"的行为起权威强制作用，维持整个系统内部协调和自我修正的运转秩序；三是弥补市场机制缺陷，在利用公共财政投入举办和支持大型公立医院承担公益性社会责任的同时，建立完善社会医疗保障体系，特别是为弱势贫困人群进行健康投资，做市场做不了的事情，保证社会公平。

二 两权分离，落实医院独立法人地位

针对医院管理架构中"出资人缺位"和"政出多门越位"并存的现象，尽快落实医院独立法人身份，建立完善所有权与经营权、决策权与执行权分离的大型公立医院管理体制机制，具体包括：一是成

立承担出资人责任的医院理事会，通过与医院管理层决策和经营职能的明确划分，在决策者和执行者之间起到权力制衡和科学决策的效果；二是在理事会成员组成上，不仅要有能表达国有出资人意志的代表，还可以采用由地方政府向社会公开招聘的形式，将社会名流、医生代表、公众代表以及律师等专业人士纳入理事会，实现社会参与和公众参与的共同治理；三是落实医院管理层经营自主权，在赋予其人事管理、内部机构设置、管理干部聘任、经济分配权和年度预算执行权的同时，明确其在日常经营管理、国有资产保值利用、社会公益性保证等方面的责任；四是按照利益相关者与医院利益相关程度组成监事会，对理事会、管理层履职的合法合规性进行过程监督，防止"内部人控制"滥用信息优势行为的发生，保证利益相关者合理利益不受侵害。

三　改革支付方式，建立医院和医保谈判机制

医疗保险机构作为第三方付费者，不仅要为参保者管理和使用好医保基金，还应通过对第三方支付的控制和管理，主动履行好切实降低患者疑难病症诊治医疗费用负担、保证参保人低成本高质量看病就医的义务。一是针对单一支付方式在同时实现医疗费用控制和医疗质量保证目标时的低效，探索更加接近疑难病症诊治临床实际和医疗管理规则的复合式医保费用支付方式；二是复合式支付方式是否能达到理想效果，离不开大型公立医院的主观配合意识，通过谈判对话机制的建立，就医保覆盖范围、标准、价格、结算支付方式、绩效奖惩等具体内容的协商，促进合作双赢的实现；三是完善的监督考核机制，加大对临床路径管理、优质护理服务、病历质量等医院医疗服务行为的考核监督力度，引导医院尽可能以优质服务来吸引稳定患者人群数量；四是保持现有社会医保城镇、农村分办格局，努力缩小二者医疗服务范围和补偿待遇的差距，待条件成熟后打破城乡参保身份限定界限，通过允许城乡居民自由选择参保机构的方式，促进医保机构竞争下的经办效率和服务质量提高。

四　找准角色定位，发挥行业专业组织沟通协调作用

作为政府工作的助手和社会群体的代言人，现代社会的行业专业组织利用行业权威和专业优势，在公共事务治理中正发挥着越来越重要的作用。医院协会、医师协会以及其他医学行业专业组织通过建立规则、评价表彰和学术研讨等措施，可以强化医院、医生的自律，有效降低大型公立医院利益相关各方因利益冲突和利益保护所导致的交易成本上升。一是利用组织开展学术交流推广的便利优势，积极为医院、医生做好信息服务和培训服务的提供，促进医疗服务质量和医院运行效率的持续提升；二是利用专业优势和第三方公信力，积极开展行业内部有关工作调查，通过收集、统计、分析、发布相关行业信息，为利益相关各方寻找高质量的利益交换对象，提供专业的医疗服务质量评价、医疗服务成本测算、医院运营效率考量数据，为对话协商、争议调解、舆论监督搭建治理平台；三是作为整个行业的利益代表，及时通过合法渠道向政府、医保机构、药械厂商、患者等其他利益相关群体反映行业的整体利益诉求，提交合理建议，减少因其他利益相关群体漠视医方合理利益诉求，而导致的医生、医院利用提供疑难病症诊治时所具有的信息优势，通过"潜规则"扭曲利益交换，增加整个系统治理成本的可能性。

五　加快医疗服务系统组织变革，构建有序的医疗体系

在区域医疗卫生整体规划之下，大型公立医院与其他类型医疗机构之间的关系应该是分工合作大于市场竞争。如果情况相反，说明二者服务差异性过小，原因或是大型公立医院没有专注于疑难病症诊疗服务，或是其他类型医疗机构服务水平过低。要想改变"大医院门庭若市，小医院门可罗雀"状况，提高社会医疗资源使用效率，就必须在规范的就医流程下功夫。在执行严格的逐级转诊会影响患者具有就医选择权的情况下，更可行的方法应该是组建以大型公立医院为龙头，带动二级医院、社区医院组成医疗联合体，通过加快医疗服务系统组织变革的方式，分别利用"医联体"内部实行医保基金总额预

算、签约的居民优先双向转诊的具体措施，促进大型公立医院与其他类型医疗机构利益共同体和责任共同体的形成。必要或条件允许的情况下，其至可以在一定区域内扶植两个或两个以上医联体，在让患者有更多签约选择的环境下，通过竞争机制提高医院提供服务质量和效率的积极性。

六　强化信息公开，完善医疗服务信息披露

医疗服务相关领域的严重信息不对称，极大地制约了患者直接参与大型公立医院治理的可行性。医院理事会中设置患者代表/社区代表，以保证决策信息能在一定程度上公开的实际作用，往往远大于其在具体决策中维护患者利益的"表决"效果。建立完善的强制性信息显示制度，可以降低利益相关者的信息搜寻成本和监督成本，使价格弹性发挥导医作用，提高资源配置效率。具体可以采取以下措施：一是强化医院信息公开的针对性。将信息公开的重点调整到医生服务行为的质量和成本、医院管理决策背景和依据等能增强利益相关各方利益交换对象选择参考的信息上来。二是降低医院信息获取难度。循序渐进地扩大信息公开对象和范围，积极利用现代信息技术，逐步降低相关信息的获取难度，切实保证信息公开的完整性与可靠性。

第十章

·+·+··+·+·

总结与展望

　　面对世界各国都存在的大型公立医院治理问题，不同保健模式的国家依据本国国情都开出了符合自身特点的"药方"，并在持续探索当中不断地进行调试。回顾他们走过的路，分析他们的具体治理举措，可以给我国的大型公立医院改革提供相当多的可以借鉴、警醒的地方。但要靠全盘照搬照抄来达成我们"促使公立医院切实履行公共服务职能，为群众提供安全、有效、方便、价廉的医疗卫生服务"的公立医院改革目标，且不说世界范围内并不存在一个公认没有明显缺陷、可供广泛移植复制的模式，即使有也很难说就能与解决当前我国大型公立医院现存主要问题相契合。

第一节　多元共治模式的适用条件

　　本书在对主要概念内涵外延进行界定、对大型公立医院医疗服务特殊性进行梳理的基础上，通过对当今世界主要保健模式代表国家大型公立医院治理类型进行比较，以及对我国公立医院改革发展历史演进过程进行梳理，意在从各国差异与历史规律之间寻找具有共性的发展规律，为构建适合我国社会经济发展阶段的大型公立医院治理模式提供对照和参考；在此基础之上，针对符合我国现状的大型公立医院各利益相关主体类型分析，分别按照其参与就医诊治、医院运营、医疗付费、监督评价诸环节利益交换的具体情况，运用探索性因素分析和验证性因素分析相互交叉证实的方法，对可能存在的利益交换链接点进行探寻，并围绕各环节关键交易契约完成了基于多中心思想的大型公立医院治理模式构建。虽然作为一项相对偏理论的研究，所构建的治理模式缺少系统完整应用的机会，也很难从数理实证角度检验其系统合理性，但在世界各国大型公立医院治理实践和我国近年来公立医院改革探索的诸多举措，仍从一定程度上对某些结论作出了部分的印证。

在医疗卫生领域基于多中心思想的治理模式应用是存在一定适用范围的，并须符合以下一些适用条件：一是必须符合治理模式与效益规模相一致，即治理成本可负担的原则。参与利益交换的利益相关者数量类型越多，协商妥协过程越漫长，相对耗费的成本越多，因此适用于重要性强、替代性差、利益结构复杂的大型组织，而服务能力、技术难度相对较低的小型医疗机构采取完全的市场或完全的计划治理模式，则可能具有更高的性价比。如英、德、加等国家虽保健服务模式不同，但在初级医疗服务领域，却都不约而同地采取了由全科医生与患者以市场方式独立签约的模式。

二是社会发展成熟必须达到一定程度，即治理参与可提供的原则。参与公共事务治理耗时费力，且需要具备一定的公共管理经验和医学专业常识，这就对能有效参与社会治理的群体范围数量产生了制约。进入现代公民社会时间短、缺乏公共事务治理参与传统、社会大众参与意识和能力不强、习惯依赖政府单元治理等因素，都有可能影响需要主动参与、相互协商才能达成的多中心治理作用发挥。如在公立医院实行法人制度的英美等国董（理）事会构成虽有差异，但其具体成员一般都有社会公众参与，且一般都无薪水可领属。

三是信息不对称程度必须得到有效控制，即治理信息可共享的原则。大型公立医院利益相关各方在利益交换过程中之所以会出现逆向选择和道德风险，信息不对称是主要原因之一。包括诊疗、财务等各种信息在利益相关各方之间分享程度越高，交易各方之间关系与地位越平等，找到各方利益均衡点越容易，达成交易的愿望越强烈，履行交易契约的自律性越强，医疗服务相关环节的交易成本越低，整个系统将处于良性运行状态。IT 技术的迅速发展和广泛应用极大促进了信息管理和传播，特别是电子病历、远程会诊、医疗云计算等信息技术很好地保证了信息共享所需的及时性、真实性、系统性、交互性，使利益相关各方基于合法信息披露所做出的交易选择成为可能。

第二节 研究创新及展望

一 千虑一得

对于大型公立医院治理相关问题的研究创新可能存在以下三点：

一是公立医院改革是新医改的核心和关键，大型公立医院又是公立医院改革的难点和重点。将大型公立医院作为治理研究的标的，可以为未来医改深入推进及早做好理论铺垫。

二是在研究理念上，借用当代西方经济学制度分析学派 2009 年诺贝尔经济学奖得主埃莉诺·奥斯特罗姆在研究公共池塘资源（CPRs）治理时所提出的"多中心治理"概念，从介于宏观与中观治理的角度对具有公共池塘资源（CPRs）属性的大型公立医院进行研究，拟为围绕大型公立医院聚落共生的各个利益相关者追求自我需求实现的同时，寻找到一条通过利益交换分权制衡而最终达成兼顾各方核心利益共赢的"善治之道"。

三是在研究设计上，未遵循传统按照内部与外部划分进行组织治理模式研究的思路，而是结合各利益相关群体进入医院医疗服务领域过程的特点，从完善就医诊治、医院运营、医疗服务、监督评价四个环节的核心交易契约（显性或隐性），实现彼此的权力制衡和激励相容，以保护各自合理利益、降低交易成本的角度，对相应的治理结构和治理机制问题进行了探讨。

二 抛砖引玉

尽管先后对大型公立医院治理的内涵、模式、国际经验及重要环节等都进行了探讨，但由于时间、成本等各方面的因素，研究仍然存在以下一些局限或不完善之处：

一是限于研究条件，在研究对象的选取上存在不足：首先，未对大型公立医院进行更细的分类。因医院所在城市类型不同，常会在利益相关者的具体构成和群体力量对比上有所差异，比如区域中心城市常常数家大型公立医院之间会有较为激烈的竞争，而大多数普通城市却往往是"一枝独秀"。其次，仅对以某三甲医院为核心的利益相关群体聚落开展了问卷调查，研究结果很有可能因此存在选择偏倚。下一步的研究可以通过对大型公立医院进行类型细分，并选取更多数量的医院聚落作为研究对象，开展包含更充足样本数量的问卷调查。

二是在对作为多元治理主体的利益相关者研究中，出于简化分析的目的，仅以卫生行政部门为代表替代了人事、财政、计划等政府有关职能的全面分析。同时，对于媒体、社会公众（未与患者做严格区分）等普通型利益相关者，也并未引入治理模型构建研究。这都可以作为后续研究时，进一步系统化、细致化的着力点和方向。

三是作为一项偏重理论的研究，对整套治理模式可取得的系统成效进行实证研究几无可能，且在我国大型公立医院改革尚未正式起步，甚至就某一环节具体治理机制进行案例研究，可供观察的样本数量极其有限，有关数据也处在暂时保密或未全面整理的阶段。未来随着我国公立医院改革进入全面开展阶段之后，进行实证研究所需采集的数据获取难度会有下降，对各试点城市大型公立医院改革的模式总结将能更清晰、系统地展现出来。

我国大型公立医院治理领域所存在的
70 类主要问题归类过程表

归类3	归类2	归类1	问题描述
内部子模：系统行为的内部动力，包括结构、过程、系统结果和健康结果，子模间相互影响制约形成动态平衡过程，遵循一定程式，投入的卫生资源通过特定服务过程产出相应的结果			
结构（1）资源	人力数量	医务人员特别是护理人员数量严重不足	问题1：医护比例不协调，护理人员数量严重不足
			问题2：医务人员普遍超负荷工作
	人力之一般特征	医务人员普遍工作压力大，职业满意度和安全感低	问题3：大型医院医务工作职业危险性较其他医疗机构更大
			问题4：医务人员工作满意度低
			问题5：医务人员职业安全感低
	人力质量和质保	对大型公立医院非常重要的护理、临床辅助科室人员素质有待提高	问题6：缺乏职业化的医院管理队伍
			问题7：依法执业不严格，影像、病理、后勤等人员资质不合要求
			问题8：护理人员素质不能达到要求
		受单位体制所困，合同制员工工作满意度低	问题30：非正式事业编制职工缺乏归属感，人员流动率大

归类3	归类2	归类1	问题描述
内部子模：系统行为的内部动力，包括结构、过程、系统结果和健康结果，子模间相互影响制约形成动态平衡过程，遵循一定程式，投入的卫生资源通过特定服务过程产出相应的结果			
结构（1）资源	物力之量	医院内部管理粗放，导致国有资产流失与资源浪费现象共存	问题31：事业编制人员与合同制人员待遇差异大，不能做到同工同酬
	物力质量保证		问题9：政府对医院财政投入严重不足
			问题10：医院内部药械耗材管理混乱，国有资产流失
结构（2）组织	组织分类	对医院发展评价单一，争相上规模、上等级	问题11：重复购置仪器，使用效率低，造成资源浪费致医疗成本居高不下
			问题12：热衷于在创建更高等级医院上下功夫
			问题13：卫生行政部门主持的等级评审成为医院发展唯一衡量标准
		"多龙治水"的医院所有者权力机构设置复杂与"铁路警察各管一段"的有效问责难以落实共存	问题14：医院发展贪大求全，缺乏特色
			问题15：对医院人、财、物的管理权限分散于不同政府部门，划分不合理
			问题16：政府对医院的控制管理手段简单，缺乏系统性
	管理与监控机制	医院日常运营缺乏有效监督，内部控制管理约束对象针对性不强	问题17：医院内部审计作用不明显
			问题18：医院药械部门商业贿赂频发
			问题19：医院内财务管理水平滞后
			问题20：相关信息公示制度不健全

续表

归类3	归类2	归类1	问题描述
内部子模：系统行为的内部动力，包括结构、过程、系统结果和健康结果，子模间相互影响制约形成动态平衡过程，遵循一定程式，投入的卫生资源通过特定服务过程产出相应的结果			
结构（2）组织	计划与评价机制	对医院各类人员评价导向迷失，不能反映社会职能定位要求	问题21：与收入挂钩的绩效评价体系不能反映医务人员实际情况
		医院收入构成比例不合理	问题22：绩效评价不能反映医院管理者实际情况
			问题23：医疗服务价格不合理，经年不变不能真实反映劳动价值
	财务与补偿机制		问题24：医院收入过多依靠药费收入
			问题25：政府财政投入比例过低
		医院工作人员正常渠道收入低，外部"灰（黑）色收入"形成体制外代偿作用	问题26：现有正规渠道薪酬不能反映医务人员付出
			问题27：药品回扣现象普遍，推高药品价格
	协调与持续机制	公办医疗机构之间缺乏协同合作动力，各自为政引发医疗资源浪费	问题28：不同医院间各自为政，检查结果不能互认
			问题29：与基层医疗机构联系不紧密，分工配合少
	职业队伍特征	医院管理者队伍职业化程度低，缺乏在任职条件、准入资格、激励约束等方面的制度化规定	问题32：医院管理者缺乏管理战略思维
			问题33：医而优则仕，技术骨干浪费大量时间于行政事务
	可统计性特征	医院运营管理方法明显落后于社会经济组织平均水平，管理水平较低，对提高医院运营效率支持程度有限	问题35：病案管理对医疗决策辅助作用不能有效发挥
			问题36：患者满意度调查失真，反映问题针对性不强
			问题43：医院各项医疗服务成本不清，运营效益提升困难

归类3	归类2	归类1	问题描述
内部子模：系统行为的内部动力，包括结构、过程、系统结果和健康结果，子模间相互影响制约形成动态平衡过程，遵循一定程式，投入的卫生资源通过特定服务过程产出相应的结果			
结构（3）行政	自主权	医院管理者重选任，管得过死；一经任用，轻日常监管考核	问题37：医院管理者选拔任用机制僵化，自主性差
			问题38：医院规模无序扩张，国有资产经营风险不断加大
			问题39：产权不清，出资人管理缺位
			问题40："管办不分"卫生行政部门有推荐权而无任免权，缺乏内在监管动力
过程	利用	未经过初诊指导，三级医院优质医疗资源不能得到高效利用，患者就医困难	问题41：就医人群常见病过多挤占有真正需要人群就医资源
	伦理问题	医患双方人数众多，缺乏利益凝聚表达机制，难以达成有效沟通	问题34：医院分科过细，患者就医无所适从
			问题42：医患沟通不良，双方互相信任感缺失
			问题44：患者就医知情权、同意权得不到有效重视
	机制问题	未形成有效的医疗纠纷处理机制，易造成被动维稳高成本恶性循环	问题45：医疗纠纷处置机制不完善，造成医患双输局面屡屡出现
			问题46：医疗责任保险发展缓慢
		药品流通政策诱导、环节不透明，推高到达患者手中的药品价格	问题47：药品15%顺价加成，国家政策刺激医院药品销售
			问题48：出于自保或自利，医生临床用药不合理
	社会损失	医疗行为不规范导致的医疗纠纷频发	问题49：手术前相关程序未按规定履行
			问题50：处方管理不善，用药违规较为常见

续表

内部子模：系统行为的内部动力，包括结构、过程、系统结果和健康结果，子模间相互影响制约形成动态平衡过程，遵循一定程式，投入的卫生资源通过特定服务过程产出相应的结果

归类3	归类2	归类1	问题描述
系统结果	效果	医院社会职能定位不清，不能全面履行应负担社会职责	问题51：临床科研对推动作用不明显，未能承担起医学创新社会责任
			问题52：医院不能很好承担临床医学教育工作
			问题53：公共事件发生紧急情况下，不能体现社会职能定位
			问题54：不能承担起作为"最后"的医疗救治场所任务
	效率	医院管理效率低，资源得不到有效利用，浪费现象严重	问题55：就医流程设计不合理，导致病人等待排队时间过长
			问题56：病人通过正规渠道看病挂号难
			问题57：病人住院时间难以有效缩短，病床周转次数难以提高
	公平性	医保统筹层次低，不同医保类型待遇差异大，人民群众在大型医院就医存在不公平	问题58：不同经济发展地区医疗费用差异大
			问题59：不同医保类型患者经济负担差异大
	可及性		问题60：群众在大医院就医经济负担过重，因病返贫、放弃治疗时有发生
	适宜性		问题61：抗生素类药物使用过多，致耐药性增加，影响疗效，增加经济负担

归类 3	归类 2	归类 1	问题描述
外部子模：系统行为的外在动力，包括经济发展水平、政治结构、社会文化、人口需要、生物、环境和行为习惯等。对内部子模起着决定性作用			
人口需要	人口需要		问题 62：人口结构、生活方式和疾病谱等变化带来的高端特需服务过多由大型公立医院承担
社会经济	直接影响		问题 63：家庭医疗费用支出增长超过收入增长速度
政治	直接影响		问题 64：公立医院改革缺乏国家层面顶层设计，相关文件多但可操作性和系统性差
	间接影响		问题 65：行业（职业）自律机制尚未形成
			问题 66：医疗保险控费作用不明显
社会文化	技术和知识	不同就医诊疗群体间知识信息不对称现象严重	问题 67：社会大众对相关就医知识了解过少
			问题 68：医学相关知识膨胀爆炸，即使不同细分学科间医务人员也很难做到及时掌握
	社会价值观		问题 69：生物医学模式指导下的医院发展缺乏对人文精神、人文关怀的追求
			问题 70：社会转型期价值观混乱带来的医院医务人员道德滑坡
环境	环境		问题 71：医源性污物处理不当，危及环境及群众健康

附录二

基于利益相关者的大型公立医院
治理关系调查问卷

一定区域范围之内的居民群众来到大型公立医院，解决其他类型医疗机构所不能解决的疑难健康问题，既是大型公立医院社会职能所在，也是政府设立大型公立医院的目的。医疗服务看似只是医生提供服务满足患者就医需求的简单关系，其实在整个过程中会涉及一系列的利益相关者，如患者、医务人员、医院管理者、卫生行政部门、医疗保险、药品器械厂商、医学团体、竞合医疗机构等。它们依次沿着就医诊治、医院运行、医疗付费、监督评价四个环节进入医疗服务过程，并先后在各个环节中扮演不同角色、发挥不同功用、起到不同影响，参与围绕大型公立医院的治理。明确医疗服务各个环节中，各利益相关方自身所追求的核心利益以及能够付出的交易资本在其他群体心目中的重要性，是建立通过价值付出和利益交换平台，实现各利益相关方共同社会福利最大化的前提。

本调查旨在用问卷的形式对上述思路进行定量化的测量，属于纯理论性质的研究。所得调查数据会以匿名形式，严格保证不对您造成工作生活上的其他影响。感谢您的大力配合！

一 基本资料

1. 个人身份或所在群体 （　　）

①患者　②医务人员　③医院管理者　④卫生行政部门　⑤医疗保险　⑥药品器械厂商　⑦医学团体（医师协会、医院协会等）　⑧竞合医疗机构（下级医院、社区卫生服务中心）

2. 性别（　　）

　　①男　②女

3. 年龄（　　）

　　①18 岁以下　②18—35 岁　③36—60 岁　④60 岁以上

4. 学历（　　）

　　①研究生　②大学　③高中（或中专）　④初中　⑤其他

5. 您的常用联系方式（电话）：

二　问卷主体部分

（一）就医诊治环节

　　作为医院治理的第一个环节，就医诊治主要是围绕解决患者健康问题的具体诊疗行为，因"医务人员与患者目标不一致的可能性"而展开的价值付出和利益交换。请从您的个人身份出发，以"5、4、3、2、1"分别对应"特别重要、重要、一般、不重要、特别不重要"的标准，对此环节中相关各方"希望得到的结果"和"愿意承担的责任"以"√"的方式进行评价。

　　请注意：患者、医务人员、医院管理者、卫生行政部门人员、医保机构工作人员、医学团体工作人员填写此部分！

利益相关方		内容描述	重要性评价
患者	希望得到的结果	疾病得到缓解或治愈	5　4　3　2　1
		感受到良好的服务态度和心理安慰	5　4　3　2　1
		需自己承担的医疗费用对日常生活不产生大的影响	5　4　3　2　1
		看病不需要花费太多的时间精力去等待	5　4　3　2　1
	愿意承担的责任	自身负担一定的医疗费用	5　4　3　2　1
		需要用自己的身体健康去承担医疗服务的后果	5　4　3　2　1

续表

利益相关方		内容描述	重要性评价
医务人员	希望得到的结果	得到与工作付出相符合的薪酬待遇	5 4 3 2 1
		工作环境安全舒适	5 4 3 2 1
		救死扶伤职业理想的最终实现	5 4 3 2 1
		个人医疗技术能力的不断提高	5 4 3 2 1
	愿意承担的责任	学习锻炼医疗服务所需的专业知识技能	5 4 3 2 1
		决定最终采用哪种医疗服务方案	5 4 3 2 1
		严格按照诊疗方案为患者进行医疗服务	5 4 3 2 1
政府行政部门	希望得到的结果	保证居民群众能获得相应的医疗服务	5 4 3 2 1
	愿意承担的责任	决定什么人、什么机构能从事医疗行业以及需要遵守哪些医疗标准	5 4 3 2 1
		对医疗服务过程、结果、质量进行管理监督	5 4 3 2 1
		决定对医院的政府资金投入	5 4 3 2 1
医疗保险机构	希望得到的结果	减轻社会群众的就医费用负担	5 4 3 2 1
	愿意承担的责任	确保医保机构高效运作，降低就医费用给群众生活带来的影响	5 4 3 2 1
医疗相关社会团体	希望得到的结果	传播先进医学知识，推广适宜医疗技术	5 4 3 2 1
		能为所代表群体争取更多的合法权益	5 4 3 2 1
	愿意承担的责任	医患关系之外的第三方公信力	5 4 3 2 1

（二）医院运行环节

医院运行主要是围绕医院从院内外组织人、财、物各种资源，实现提供医疗服务高效运转的过程中，因"院方和医务人员、院方和政府目标不一致的可能性"而展开的价值付出和利益交换。请从您的个人身份出发，以"5、4、3、2、1"分别对应"特别重要、重要、一般、不重要、特别不重要"的标准，对此环节中相关各方"希望得到的结果"和"愿意承担的责任"以"√"的方式进行评价。

　　请注意：医务人员、医院管理者、卫生行政部门人员、药械厂商、竞合医疗机构管理者填写此部分！

利益相关方		内容描述	重要性评价
医务人员	希望得到的结果	得到与工作付出相符合的薪酬待遇	5　4　3　2　1
		工作环境安全舒适	5　4　3　2　1
		和谐融洽的人际关系	5　4　3　2　1
		救死扶伤职业理想的最终实现	5　4　3　2　1
		个人医疗技术能力的不断提高	5　4　3　2　1
	愿意承担的责任	学习锻炼医疗服务所需的专业知识技能	5　4　3　2　1
		决定最终采用哪种医疗服务方案	5　4　3　2　1
		严格按照诊疗方案为患者进行医疗服务	5　4　3　2　1
医院管理者	希望得到的结果	发展医院的技术水平和服务能力	5　4　3　2　1
		维持正常医疗工作秩序（如杜绝医闹）	5　4　3　2　1
		个人经济收入能反映本人的工作价值	5　4　3　2　1
	愿意承担的责任	对医务人员医疗行为的直接管理	5　4　3　2　1
		合理调配使用医院人、财、物各种资源	5　4　3　2　1
政府行政部门	希望得到的结果	保证居民群众能获得相应的医疗服务	5　4　3　2　1
		公立医院的保值增值	5　4　3　2　1
		制定审批区域内的医疗事业发展	5　4　3　2　1
	愿意承担的责任	决定对医院的政府资金投入	5　4　3　2　1
		代表人民决定公立医院的建立、存续和发展	5　4　3　2　1
药械厂商	希望得到的结果	获得更多的产品利润	5　4　3　2　1
		医疗机构较为快速的还款时间	5　4　3　2　1
		所生产的产品有尽量高的市场占有率	5　4　3　2　1
	愿意承担的责任	配合医疗机构满足患者医疗服务要求	5　4　3　2　1
		投入大量资金去支持高风险的医学创新发展和成果转化（如新药研制）	5　4　3　2　1
竞合医疗机构	希望得到的结果	占据与大型医院不同的医疗市场合理份额	5　4　3　2　1
	愿意承担的责任	以较低的医疗价格满足患者看病需求	5　4　3　2　1

（三）医疗付费环节

医疗付费主要是围绕患者就医和医院运营的资金来源，因"院方（包括医务人员）与医疗保险机构目标不一致的可能性"而展开的价值付出和利益交换。请从您的个人身份出发，以"5、4、3、2、1"分别对应"特别重要、重要、一般、不重要、特别不重要"的标准，对此环节中相关各方"希望得到的结果"和"愿意承担的责任"以"√"的方式进行评价。

请注意：患者、医院管理者、卫生行政部门人员、医保机构工作人员、药械厂商填此部分！

利益相关方		内容描述	重要性评价
患者	希望得到的结果	疾病得到缓解或治愈	5　4　3　2　1
		需自己承担的医疗费用对日常生活不产生大的影响	5　4　3　2　1
	愿意承担的责任	自身负担一定的医疗费用	5　4　3　2　1
医院管理者	希望得到的结果	发展医院的技术水平和服务能力	5　4　3　2　1
		维持正常医疗工作秩序（如杜绝医闹）	5　4　3　2　1
	愿意承担的责任	对医务人员医疗行为的直接管理	5　4　3　2　1
		合理调配使用医院人、财、物各种资源	5　4　3　2　1
政府行政部门	愿意承担的责任	对医疗服务过程、结果、质量进行管理监督	5　4　3　2　1
		决定对医院的政府资金投入	5　4　3　2　1
医疗保险机构	希望得到的结果	减轻社会群众的就医费用负担	5　4　3　2　1
		筹集到相对充裕的医保资金	5　4　3　2　1
		能很好地控制医保费用的使用	5　4　3　2　1
	愿意承担的责任	确保医保机构高效运作，降低就医费用给群众生活带来的影响	5　4　3　2　1
		替群众决定医疗应花多少钱、花在哪里	5　4　3　2　1
药械厂商	希望得到的结果	获得更多的产品利润	5　4　3　2　1

（四）监督评价环节

主要是政府行政部门、患者、保险机构、医学社会团体等相关各方，对前述就医诊治、医院运营和医疗费用三个环节中的医疗服务组织过程和具体行为进行评价，并对后续结果产生影响的互动情况。请从您的个人身份出发，以"5、4、3、2、1"分别对应"特别重要、重要、一般、不重要、特别不重要"的标准，对此环节中相关各方"希望得到的结果"和"愿意承担的责任"以"√"的方式进行评价。

请注意：患者、医务人员、医院管理者、卫生行政部门人员、医保机构工作人员、医学团体工作人员填写此部分！

利益相关方		内容描述	重要性评价
患者	希望得到的结果	疾病得到缓解或治愈	5　4　3　2　1
		感受到良好的服务态度和心理安慰	5　4　3　2　1
		需自己承担的医疗费用对日常生活不产生大的影响	5　4　3　2　1
		看病不需要花费太多的时间精力去等待	5　4　3　2　1
	愿意承担的责任	对医疗服务其他参与各方进行评价	5　4　3　2　1
医务人员	希望得到的结果	社会尊重的职业声誉	5　4　3　2　1
	愿意承担的责任	决定最终采用哪种医疗服务方案	5　4　3　2　1
		严格按照诊疗方案为患者进行医疗服务	5　4　3　2　1
医院管理者	希望得到的结果	发展医院的技术水平和服务能力	5　4　3　2　1
		维持正常医疗工作秩序（如杜绝医闹）	5　4　3　2　1
		医院业绩和管理能力得到社会认可	5　4　3　2　1
	愿意承担的责任	对医务人员医疗行为的直接管理	5　4　3　2　1
		合理调配使用医院人、财、物各种资源	5　4　3　2　1

续表

利益相关方		内容描述	重要性评价
政府行政部门	希望得到的结果	保证居民群众能获得相应的医疗服务	5 4 3 2 1
		卫生事业管理效果受到社会公众认可	5 4 3 2 1
		公立医院的保值增值	5 4 3 2 1
	愿意承担的责任	对医疗服务过程、结果、质量进行管理监督	5 4 3 2 1
		决定对医院的政府资金投入	5 4 3 2 1
医疗保险机构	希望得到的结果	减轻社会群众的就医费用负担	5 4 3 2 1
		筹集到相对充裕的医保资金	5 4 3 2 1
		能很好地控制医保费用的使用	5 4 3 2 1
医疗相关社会团体	愿意承担的责任	保持医患关系之外不偏不倚的第三方独特身份地位	5 4 3 2 1
		对具体医疗行为或结果，能从专业角度给予公正的鉴定、评价	5 4 3 2 1

三 现状评价

1. 您对大型公立医院的治理现状（   ）。

　　①非常满意　②满意　③不满意　④非常不满意　⑤其他

2. 从个人（或所在群体）身份角度看，您对大型公立医院治理的参与程度（   ）。

　　①非常满意　②满意　③不满意　④非常不满意　⑤其他

3. 如果可能，您对参与大型公立医院相关问题治理的积极程度（   ）。

　　①非常愿意　②意愿　③没兴趣　④其他

再次，谢谢您的合作！

参考文献

························

一　专著

[美] 埃莉诺·奥斯特罗姆：《公共事物的治理之道：集体行动制度的演进》，余逊达等译，上海译文出版社 2012 年版。

[法] 埃哈尔·费埃德伯格：《权力与规则：组织行动的动力》，张月等译，格致出版社 2008 年版。

蔡江南：《医疗卫生体制改革的国际经验：世界二十国（地区）医疗卫生体制改革概览》，上海科学技术出版社 2016 年版。

丁纯：《世界主要医疗保障制度模式绩效比较》，复旦大学出版社 2009 年版。

方鹏骞、贾红英：《中国公立医院内部治理机制研究》，华中科技大学出版社 2014 年版。

方鹏骞等：《中国医疗卫生事业发展报告 2015：中国公立医院改革与发展专题》，人民出版社 2016 年版。

顾海：《现代医院管理学》，中国医药科技出版社 2004 年版。

郝模：《医药卫生改革相关政策问题研究》，科学出版社 2009 年版。

黄丞、张录法：《困局与突围：我国医疗服务提供体系的问题与对策》，上海交通大学出版社 2010 年版。

孔繁斌：《公共性的再生产：多中心治理的合作机制建构》，江苏人民出版社 2012 年版。

李健：《从商品、产权到行为空间：制度与契约分析的意义、局限及超越》，立信会计出版社 2006 年版。

李玲、江宁:《中国公立医院改革:问题、对策和出路》,社会科学文献出版社 2012 年版。

李滔、杨洪伟、刘树平:《中国卫生发展绿皮书 2015 年:医改专题研究》,人民卫生出版社 2015 年版。

梁其姿:《面对疾病:传统中国社会的医疗观念与组织》,中国人民大学出版社 2012 年版。

[美] 罗芙芸:《卫生的现代性——中国通商口岸卫生与疾病的含义》,向磊译,江苏人民出版社 2007 年版。

罗力:《中国公立医院改革:关注运行机制和制度环境》,复旦大学出版社 2010 年版。

[法] 米歇尔·克罗齐耶、埃哈尔·费埃德伯格:《行动者与系统:集体行动的政治学》,张月等译,上海人民出版社 2007 年版。

[法] 让·皮埃尔·戈丹:《何谓治理》,钟震宇译,社会科学文献出版社 2010 年版。

饶克勤、刘新明:《国际医疗卫生体制改革与中国》,中国协和医科大学出版社 2007 年版。

[美] 唐纳德·凯特尔:《权力共享——公共治理与私人市场》,孙迎春等译,北京大学出版社 2009 年版。

[瑞典] 汤姆·R. 伯恩斯:《经济与社会变迁的结构化——行动者、制度与环境》,周长城等译,社会科学文献出版社 2010 年版。

[美] W. 理查德·斯科特:《制度与组织——思想观念与物质利益》,姚伟等译,中国人民大学出版社 2010 年版。

王诗宗:《治理理论及其中国适用性》,浙江大学出版社 2009 年版。

[匈] 雅诺什·科尔奈、翁笙和:《转轨中的福利、选择和一致性——东欧国家卫生部门改革》,中信出版社 2003 年版。

杨燕绥、岳公正、杨丹:《医疗服务治理结构和运行机制:走进社会化管理型医疗》,中国劳动社会保障出版社 2009 年版。

俞可平:《治理与善治》,社会科学文献出版社 2003 年版。

[美] 詹姆斯·罗西瑙:《没有政府的治理》,张胜军、刘小林译,江西人民出版社 2001 年版。

张昕：《转型中国的治理与发展》，中国人民大学出版社 2007 年版。

周其仁：《病有所医当问谁——医改系列评论》，北京大学出版社
　　2008 年版。

二　论文和报纸

白志勤：《海南"第三方"医院评鉴破题"政事分开"》，《健康报》
　　2010 年 1 月 4 日第 8 版。

曹荣桂：《中国医院改革 30 年：历史进程、主要成就与面临的挑
　　战》，《中国医院》2008 年第 9 期。

陈英耀：《美国医院的结构特征与不同医院的绩效比较——兼谈对我
　　国公立医院改革的思考》，《中国医院管理》2005 年第 1 期。

代涛：《部分国家政府举办公立医院的经验与启示》，《中国卫生政策
　　研究》2009 年第 8 期。

杜丽红：《论近代北京公立医疗机构的演变》，《北京社会科学》2014
　　年第 2 期。

杜乐勋：《美国公立医院设置对我国公立医院产权制度改革的启示》，
　　《中国医院管理》2004 年第 2 期。

方鹏骞、王桂秀：《医疗纠纷解决机制的现状与制度构建》，《中国卫
　　生事业管理》2010 年第 3 期。

冯占春、熊占路：《公立医院治理结构变革引入利益相关者理论的必
　　要性分析》，《中国医院管理》2007 年第 3 期。

付强等：《我国公立医院管办分开模式评析》，《中国医院管理》2015
　　年第 8 期。

[英] 格里·斯托克、华夏风（译）：《作为理论的治理：五个论
　　点》，《国际社会科学》（中文版）1999 年第 1 期。

顾建光：《从公共服务到公共治理》，《上海交通大学学报》（哲学社
　　会科学版）2007 年第 3 期。

顾昕：《全球医疗体制改革的大趋势》，《中国社会科学》2005 年第
　　6 期。

胡善联：《评价卫生系统绩效的新框架：介绍 2000 年世界卫生报

告》，《卫生经济研究》2000 年第 7 期。

黄二丹、李卫平：《我国公立医院主要改革模式评价》，《卫生经济研究》2010 年第 9 期。

李国鸿：《加拿大医疗服务体系研究与启示》，《国外医学》（卫生经济分册）2008 年第 1 期。

李卫平：《我国公立医院治理改革的挑战与解决思路》，《中国卫生政策研究》2012 年第 4 期。

刘金峰等：《英国医院管理及对我国卫生改革的启示》，《中国卫生事业管理》2002 年第 10 期。

刘瑕等：《财政对公立医院补助政策的演变及评价》，《卫生经济研究》2008 年第 12 期。

穆得超等：《天津市大型公立医院发展研究》，《中国卫生事业管理》2010 年第 12 期。

［德］Ole Doering、王卉（译）：《德国卫生保健体系改革及相关伦理问题简析》，《医学与哲学》（人文社会医学版）2007 年第 10 期。

任声策等：《公共治理理论述评》，《华东经济管理》2009 年第 11 期。

石光、雷海潮：《印度卫生体制面临的挑战与改革：印度卫生保健体制考察报告之一》，《中国卫生经济》2008 年第 8 期。

石光、雷海潮：《印度卫生体制面临的挑战与改革：印度卫生保健体制考察报告之二》，《中国卫生经济》2008 年第 9 期。

苏苗罕、宋华琳：《新加坡医疗服务监管研究》，《中国卫生政策》2008 年第 2 期。

孙庆文等：《国有医疗机构的产权特征、存在问题与改革》，《中国卫生资源》2002 年第 1 期。

王丙毅、尹音频：《德国医疗管制模式的特点、改革取向及借鉴意义》，《理论学刊》2008 年第 7 期。

王晓明、姚永浮：《英国的公立医院管理制度改革及启示》，《医院领导决策参考》2005 年第 8 期。

王秀峰：《卫生改革 30 年历程回顾》，《卫生经济研究》2009 年第

1 期。

武凤兰、申勇：《公立医院改革——历史演进、制度困境与路径选
　　择》，《中国卫生政策研究》2016 年第 1 期。

肖月、刘寅：《墨西哥卫生体制改革及其启示》，《卫生软科学》2008
　　年第 2 期。

赵文：《分级诊疗助力基层提升服务能力》，《中国农村卫生》2016
　　年第 1 期。

郑雪倩等：《对 326 所医疗机构医疗纠纷和侵权事件的调查报告》，
　　《中国医院》2002 年第 6 期。

智利、张志东：《我国卫生资源现状和存在的问题》，《中国卫生经
　　济》1986 年第 9 期。

周令等：《墨西哥医疗保障体系改革及其对我国的借鉴》，《医学与哲
　　学》（人文社会医学版）2007 年第 10 期。

赵东东：《发展健康服务业应引入民资"活水"》，《经济参考报》
　　2013 年 10 月 16 日第 5 版。

杜菁：《宋代医疗福利制度研究》，博士学位论文，北京中医药大学，
　　2016 年。

后 记

　　将案头一摞摞的书籍重新整理放入书架，新一轮医改也已即将要走入第十个年头，看着镜子中的两鬓斑驳、毛发渐稀，心里五味杂陈。理不出头绪而迷茫苦闷，偶尔头脑灵光闪过而欣喜若狂。尽管在踏入这个"迷宫"之前，就对这个已被前辈学者、当代同侪们汗牛充栋的研究巨量有预先的心理准备，可随着研究的开展，仍常常为自身知识的储备不足，为在复杂现象中找寻清晰脉络的理性思考能力薄弱，而冷汗迭出。

　　理论严密性上的不足，指导实践效果上的难以检验，常常会使思想止步于纸面案头。但规则出现和使用的频率，是由知道、理解和使用它的人群数量所决定的。但愿今天的努力，能为了解自己、认识世界有所助益！一个更好的明天能为所有人拥有！

李建涛

2018 年 5 月于山西太原